"医"说科普丛书

第 二 辑

总主编 李青峰 主编 刘 菲

重塑美丽

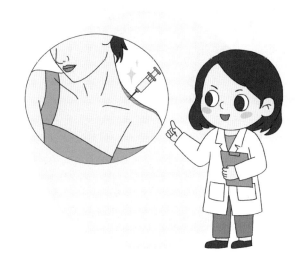

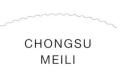

CHONGSU
MEILI

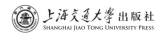

上海交通大学出版社
SHANGHAI JIAO TONG UNIVERSITY PRESS

内容提要

本书是普及整形外科知识的科普图书，为"'医'说科普丛书"（第二辑）之一。整形外科是一门历史悠久又充满活力的学科，融合了医学实践、艺术审美和科技创新，在现代社会中备受关注。本丛书由《重塑新生》《重塑体貌》《重塑美丽》三册组成，由上海交通大学附属第九人民医院整复外科的专家团队精心编撰，致力于为读者揭开整形外科的神秘面纱。

《重塑美丽》一书着重介绍整形外科在美容整形手术方面的技术与应用，旨在帮助读者了解如何通过科学的方法实现健康与美丽。本书内容涵盖了各种整形与美容手术，从面部整形到体态塑造，从手术风险到术后护理，详细讲解了整形手术的原理、技术和风险，帮助读者全面了解美容整形手术。通俗易懂、图文并茂，集科学性、实用性、可读性于一体。对于普及整形医学知识，提升公众健康意识具有重要意义。

图书在版编目（CIP）数据

重塑美丽 / 李青峰总主编；刘菲本册主编.

上海：上海交通大学出版社，2024.11 --（"医"说科普丛书）. -- ISBN 978-7-313-31855-8

Ⅰ. R62-49

中国国家版本馆 CIP 数据核字第 2024PU3963 号

重塑美丽

CHONGSU MEILI

总　主　编：李青峰　　　　　　　　　　　本册主编：刘　菲

出版发行：上海交通大学出版社　　　　　　地　　址：上海市番禺路951号

邮政编码：200030　　　　　　　　　　　　电　　话：021-64071208

印　　制：上海盛通时代印刷有限公司　　　经　　销：全国新华书店

开　　本：710mm×1000mm　1/16　　　　印　　张：15

字　　数：227千字

版　　次：2024年11月第1版　　　　　　　印　　次：2024年11月第1次印刷

书　　号：ISBN 978-7-313-31855-8

定　　价：78.00元

张　英	张国佑	张柳成	张盈帆	陆文婷
陈　刚	林晓曦	金云波	周仁鹏	周怡雯
郎　林	赵志杰	赵秋雨	胡　丽	施文珺
袁　捷	顾　钏	倪　涛	郭　兵	曹德君
常梦玲	梁奕敏	韩　玥	董继英	程　辰
程丽英	曾　颖	谢　芸	潘楚乔	戴心怡
戴婷婷				

序

  在这个科技日新月异的时代，医学作为人类探索生命奥秘、追求健康的重要领域，正以前所未有的速度发展着。整形医学作为医学大家庭中一颗璀璨的明珠，不仅承载着修复创伤、矫治畸形和重塑自信的重任，更融合了医学实践、艺术审美与科技创新，成为现代社会发展中不可或缺的一部分。我深感荣幸能在此为探秘整形医学的科普力作——"'医'说科普丛书"（第二辑）作序，与大家一同探索和共享这一既古老又新兴的医学分支。

  整形外科，不仅仅是一门修复形态、重建功能的科学学科，更是一门艺术，关乎医学与美学的和谐统一。它要求医生不仅具备精湛的医术，还需拥有敏锐的审美眼光、深厚的心理学功底以及对社会文化的深刻理解。每一个手术都承载着患者的希望与梦想，每一次治疗都是对生命质量的提升。

  在这一领域，上海交通大学医学院附属第九人民医院整复外科团队无疑是国内乃至国际上的佼佼者。他们以卓越的医疗技术、创新的科研精神和深厚的人文关怀，赢得了国内外同行的广泛赞誉。

  "'医'说科普丛书"（第二辑）着重探秘整形医学，是总主编李青峰教授及其所率领的编写团队多年临床实践与科研成果的结晶。它不仅涵盖了整形外科的基本理论、技术方法和最新进展，更以其生动的案例和深入浅出的阐述，让读者能够直观地感受到整形医学的魅力，了解正常生活中涉及的整形医学知识。丛书内容丰富、有趣，既有科学的严谨性，又不乏人文的温情，对于普及整形医学知识、提升公众健康意识具有重要意义。

　　我很高兴能够向广大读者推荐这套科普丛书。我相信，本丛书能为广大读者揭开整形医学的神秘面纱，增进对这一领域的了解和认识。

　　让我们一起探索整形医学的奥秘，共同领略它带给人类的完美与希望。

中国工程院院士

上海交通大学医学院附属

第九人民医院终身教授

2024 年 9 月

前　言

在医学的众多分支中，整形外科以其独特的修复与重建理念，成为一个备受关注的领域。同时，整形外科也是一个充满创新和活力的学科，其新技术、新名词层出不穷，使得普通民众对整形相关知识非常好奇，对治疗方式既熟悉又陌生，时常伴有困惑与误解。因此，编写一套探秘整形医学的科普丛书，以通俗易懂的方式普及整形知识，帮助公众避免误区，显得十分必要，"'医'说科普丛书"（第二辑）在此背景下应运而生。

整形外科秉承"让伤者不残，残者不废"的宗旨，一直以来服务于国家发展战略。从早期的第二次世界大战、抗美援朝战争的战伤救治，到大炼钢铁时期的伤员治疗，再到改革开放后能源、交通、工业飞速发展中众多事故伤者的救治，整形外科始终站在救伤扶残的最前线，为无数患者带来了新生。随着国家经济的快速发展，整形外科的服务领域更加广泛，从传统的先天畸形矫正、创伤后功能重建、肿瘤切除后的修复，发展到新兴的光电治疗、靶向治疗、脂肪重塑、衰老治疗等，整形外科已经超越了传统外科的范畴，成为一个多学科交叉、技术高度密集的领域，是现代医学的重要组成部分。

本丛书由《重塑新生》《重塑体貌》《重塑美丽》三册组成，潜心编撰，精心打造。每本书均深入探讨了整形医学的特定领域：先天性畸形的矫治、创伤后畸形的修复以及整形美容的艺术与科学。本丛书详尽介绍了各自领域的最新进展、治疗方法以及风险防控。我们希望通过本丛书的出版和维护，在整形医学与读者之间，搭建一座桥梁，以增进读者对整形医学的理解与认识，同时也希望本丛书能够成为整形外科医学发展的重要推动力。

在此，感谢所有为本丛书的出版辛勤努力的专家和学者，感谢他们分享专业知识和宝贵经验；感谢黄浦科协的倾情投入，为本丛书的顺利完成提供了多方位的支持；感谢上海交通大学出版社的精心策划和专业编辑。最后，也感谢每一位读者的阅读和关注，是你们的热情和信任，激励着我们不断前行。

上海交通大学医学院附属

第九人民医院副院长、整复外科主任

2024 年 9 月

CONTENTS

目　录

抬头纹
川字纹
鱼尾纹
泪沟
脸颊沟

眼袋手术的前世今生

衰老的下睑常呈袋状形，所以被形象地称为"眼袋"。因此下睑年轻化手术在国内亦被称为"眼袋去除术"。但是，除了眼袋之外，下睑皮肤软组织松弛、泪沟加深等也是下睑衰老的重要征象。在国际上，"下睑成形术"是下睑年轻化手术更为通用的名称。

▶ 外切口眼袋手术

早在 1 000 多年前，阿拉伯地区的医生就已经开始应用手术切除多余皮肤的方法改善下睑衰老。至 20 世纪 20 年代，手术切口设计逐渐从多种多样的状态汇聚成一种目前广泛应用的方式，即皮肤切口位于眼睫毛下 1～2 mm 处。20 世纪 50 年代，国外学者阐述了眼袋凸起的解剖学基础是眶脂疝出，提出在广泛剥离松弛皮肤予以切除的同时将疝出的眶脂切除，可获得更好的年轻化效果，即"皮瓣法下睑成形术"，由此开启了下睑成形术的新时代。20 世纪 70 年代，为了减少皮肤广泛剥离所致的淤青肿胀，"肌皮瓣法下睑成形术"开始流行，国际上称之为"传统下睑成形术"。但是，以皮肤和肌肉在同一水平切开为特征的"传统下睑成形术"没有保留"卧蚕"结构。20 世纪 70 年代末，国外学者又提出皮肤和肌肉不在同一水平切开以保留卧蚕的下睑成形术，成为当前下睑成形术处理皮肤和肌肉层的主流方式。

以上就是国内大众所说的"外切口眼袋手术"的前世今生。外切口眼袋手术在国际上正规使用的名称是"经皮肤入路下睑成形术"，此术式可同时改善松弛的皮肤和膨出的眼袋。

▶ 内切口眼袋手术

与外切口眼袋手术相对应的另一种眼袋手术方式为"内切口眼袋手术",将手术切口放在相对皮肤位于眼睑内侧的下睑结膜。此术式的正规名称为"经结膜入路下睑成形术",主要通过切除疝出的眶脂改善膨出的眼袋。皮肤没有可见的切口是此术式的重要优势,但也因此不能改善松弛的皮肤,所以主要适用于年龄相对较轻,皮肤没有明显松弛的眼袋求美者。

相对于外切口眼袋手术 1 000 多年的历史,内切口眼袋手术最早可追溯到约 100 年前法国医生的文献记载。但此手术方式在全球范围开始推广,是在 1973 年法国医生泰西耶报告了他 18 年的内切口眼袋手术经验之后。

综上所述,外切口眼袋手术和内切口眼袋手术的术式,均是在 20 世纪 70 年代成熟并推广,至今约半个世纪的历史,可见这两种术式都是整形外科领域经过历史验证的可靠项目。

▶ 找医生看眼袋,却让同时做泪沟填充,有必要吗

泪沟填充在近年来成为热门手术,来寻求眼袋治疗的求美者,相比 8 ～ 10 年前多由医生提出建议的情况,现在很多人会主动询问:"我需不需要填泪沟?"当然一些不了解泪沟问题的求美者,也会得到医生的建议:"你做眼袋的同时,需要采用眶隔脂肪释放技术进行泪沟填充,才能达到比较完美外观。"久而久之,"眶隔释放"已成了人尽皆知、眼袋治疗填泪沟的代名词了。

眼袋和泪沟的手术是否有必要一起做?怎么做?风险大吗?给大家解释这些情况的时候,诸多新的问题会涌现出

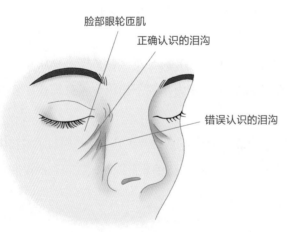

脸部眼轮匝肌

正确认识的泪沟

错误认识的泪沟

来：泪沟是什么？为什么要做泪沟填充？不做会怎样？先把眼袋处理好，等以后想做泪沟的时候再来做，可以吗？这些问题具有代表性，反映出大家对泪沟的认识模糊，更不清楚泪沟会对人面部美感带来什么样的影响，因此，了解泪沟形成原因、什么时间做及采用什么方法做，有助于对眼袋治疗有个全面认识。

▶ 什么是泪沟

泪沟是指在下睑部位，位于眼袋下方，从内眼角向下向外延伸的一条沟槽状凹陷。轻度的延伸到瞳孔，中到重度的延伸到眼外侧区域。泪沟畸形是下眼睑内侧的表浅凹陷，会使人看起来疲惫、憔悴。除了中老年患者，泪沟畸形也可多见于年轻人，这是因为泪沟畸形的形成不仅与衰老、日光照射等后天因素相关，也与面中部凹陷等先天性因素相关。

泪沟可分为先天性泪沟和后天获得性泪沟。先天性泪沟的发生原因是眼部眼轮匝肌直接发出韧带附着在眶骨上，这个韧带称为泪槽韧带。泪槽韧带是先天发育存在，属于正常生理性结构，只不过在有些人表现特别明显，外观呈现凹沟，由于靠近泪道附近，又称为泪沟。后天获得性泪沟（又称睑颊沟），是指下眼皮眼袋下方自瞳孔向外延伸的凹陷，发生原因是随着年龄增加，皮肤韧带松弛或骨吸收，眼眶脂肪向前膨出，呈带状悬挂，下方形成了暗影，成为睑颊沟，属于衰老性原因。随着面中部逐步下垂，睑颊沟就更加明显。

▶ 把脂肪从眼袋填到泪沟

泪沟为什么需要纠正呢？首先，泪沟从视觉上呈现面中部下垂感觉，让人显得苍老、不精神。对泪沟纠正后，对应的是流畅饱满的面部，呈现活力上扬的面容。所以从外观角度上看，泪沟纠正会直接带来体现面部年轻、活力的效果，让颜值提升。其次，当泪沟和眼袋同时存在时，用眼袋脂肪进行泪沟填充，可以让眼袋和泪沟同时得到纠正，这是一种公认的优秀手术。眼袋脂肪来自原位，不是身体其他部位，不存在吸收率问题，效果稳定可靠。这就是医生会建议眼袋和泪沟一起做手术的主要原因。

反之，只做眼袋不做泪沟填充，眼袋脂肪被去除，会导致泪沟区凹陷放大，即便以后利用其他部位（如肚子或大腿）脂肪移植到眼袋区域进行修复，因为移植脂肪存在吸收率、填充位置难以把握等问题，技术难度高，有效果不稳定的风险。

有些求美者苦恼自己没有眼袋但有泪沟，无法用眼袋脂肪去填泪沟，这类情况应首选注射，注射材料可以选择可吸收的，比如玻尿酸、胶原蛋白。等眼袋脂肪有一定量时，再选择手术进行眼袋脂肪重置进行泪沟填充。

（金云波　张　英　王秀侠）

青少年眼睑反复水肿
别大意

小红是一名初中生，有次因为一些琐事苦恼，之后发觉自己眼皮又红又肿，肿了两三天之久，而且此后一年中每隔几个月总会反复发作。不过由于不疼不痒也并不影响视力，小红没有重视，只觉得是眼睛发炎或者过敏了。可一年过去了，情况不仅没有改善，发作反倒愈加频繁，每次红肿的程度也越发严重，已经到了睁不开眼睛的地步。后来，红肿消退了，但年仅14岁的小红眼皮竟然变得像老奶奶一样松松垮垮。最后在家人的建议下，小红去医院整复外科进行了全面的检查，被医生诊断为"眼睑皮肤松弛症"。

▶ 什么是眼睑皮肤松弛症

看到这里，可能很多人会一头雾水，这个从没听过的名字——眼睑皮肤松弛症，到底是种什么疾病？这确实是一种罕见的疾病，很多眼科医生从业多年都没有亲眼见过这种患者。它通常在童年或青春期发病，主要特征就是眼周反复水肿，但却不痛。在发病后的几年中，每3～4个月就会发作一次，肿胀愈发严重，最终导致眼周皮肤萎缩松弛，看上去就像皱巴巴的纸巾一样。随着患者年龄的增长，发作越来越少，最终，疾病进入相对静止阶段，外观不再有明显改变。这种疾病大多不会影响视力，其主要危害是会因为皮肤过于松弛影响外貌，甚至导致睁眼困难等症状，影响日常生活。

▶ 眼睑皮肤松弛症的病因是什么

为什么会得上这种病呢？科学家们也在问同样的问题。遗憾的是目前发现的诱因范围非常广泛，包括发烧、疲劳、运动、上呼吸道感染、月经、情绪紧张、蜂蜇、哭泣、轻微眼睑创伤，甚至淋巴细胞白血病都可能与此有关，也就是说还没有发现与眼睑皮肤松弛症密切相关的因素，该病的病因和机制仍不甚明了。科学家猜测该疾病的病因可能与自身免疫系统紊乱或是蛋白酶对自身皮肤弹性纤维的溶解有关。

▶ 眼睑皮肤松弛症的诊疗方式有哪些

病因不明是不是代表着难以诊断和治疗呢？倒也不必过度担心，医生自有妙计。这种病的诊断主要依赖典型的病史，即反复发作但无痛的眼皮水肿以及后续引起的皮肤松弛等症状。此外，还可以通过进行血液和影像检查来进行排除性的诊断。皮肤活检可以协助诊断，但并不具有特异性。至于其治疗方式，多种药物治疗均处在谨慎的探索期，当前手术治疗仍是恢复外观和功能的主要手段。当疾病处于静止期 6～12 个月后便可以考虑至整复外科眼周整形专科就诊安排手术。病情较轻者进行眼睑成形

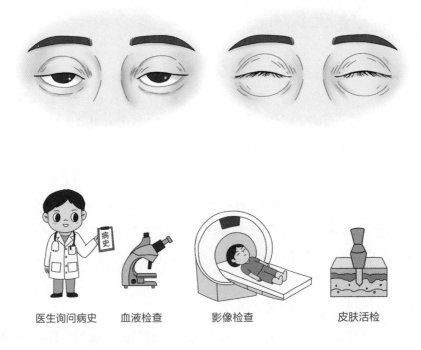

医生询问病史 血液检查   影像检查   皮肤活检

术，也就是将松弛多余的眼部皮肤切除，就可以恢复美观；而病情较重者，可能需要将下垂的泪腺恢复到原位，进行上睑下垂矫正术等更加复杂的手术来重建功能。

如果发现自己或周围朋友有上述类似症状，建议来到医院明确诊断，即使确诊为眼睑皮肤松弛症，相信看过这篇文章的你也可以做到心中不慌。虽然这是一种病因不明的罕见疾病，但只要谨遵医嘱，见招拆招，就可以最大程度减少疾病所带来的负面影响，尽快恢复正常生活。

（卢博伦　赵秋雨　孙晓明）

拥有美丽的大眼睛不是梦

眼睛是心灵的窗口，是面部美容最关键的部位。一双漂亮动人的大眼睛可以"一俊遮百丑"，反之面部其他部位较好而眼睛较小时，整体会给人无精打采之感。那么，如何才能拥有美丽的大眼呢？有没有可能通过手术达到理想的效果？目前来说是可以办到的，主要有如下几种方法：① 重睑术，也即常说的双眼皮手术；② 内眦开大，也即常说的开内眼角；③ 外眦开大，也即常说的开外眼角。下面针对求美者比较关心的一些常见问题，分别谈谈各个手术的特点和适应人群。

▶ 重睑术

什么人群适合做重睑术呢？重睑术适合于单眼皮、眼球没有明显突出的人群，男女均适合，男生适合相对较窄的双眼皮，女生根据眼部的特征及是否有画眼妆的需求来确定双眼皮的宽度，一般眉毛与眼睛距离较窄者，适合相对较窄的双眼皮。

如何判断适合什么形态的双眼皮？国人双眼皮的形态一般分为 3 种：开扇型、平行型及新月型，开扇型双眼皮褶皱由内眼角向外眼角逐渐加宽，形态像一把打开的扇子，其形态自然，秀气百搭，适合眼型长、眉眼间距近或适中的求美者。平行型双眼皮褶皱基本与眼睑平行，从眼头到眼尾宽度一致，其形态自然，显得大气端庄和成熟稳重。新月型双眼皮其褶皱最宽处在接近瞳孔的位置，两端逐渐变窄，似月牙形，适合喜欢可爱俏皮风格的人群。当然，具体求美者适合哪种类型的双眼皮，仍需要门诊面诊时与医生沟通和评估才能确定。相对而言，开扇型双眼皮比较百搭，若想要形成平行型双眼皮，大部分人需要同时联合进行内眼角的开大才能够实现。

重睑术有哪几种方法？目前，主流的重睑术方法主要是切开法和埋线法。对于皮肤比较薄，皮肤无明显松弛，上睑不臃肿的求美者，比较适合埋线法，埋线法无明显出血和淤青，恢复较快，一般术后1周即可消肿，术后20天至1个月即可恢复得比较自然。对于皮肤较厚，皮肤松弛下垂，上睑较为臃肿，伴有上睑下垂以及二次以上手术的求美者，需要行切开法，通过去除多余的皮肤和过多的眶隔脂肪以及对提肌肌力的调整，才能比较有效地解决这些问题。二次以上手术的求美者，还需要对第一次手术的瘢痕进行松解和切除。

▶ 内眦开大术

内眦俗称内眼角。什么时候适合开内眼角？开内眼角主要针对两种情况：一种是内眼角处赘皮明显，内眼角比较圆钝，开大内眼角可以改变双眼皮的形状，使过于圆钝的内眼角变得锐利一些，双眼皮的弧度也更加平缓一些。另一种情况是两侧的内眼角间距过大，不符合"三庭五眼"的美学比例。通常两侧内眼角的间距等于一只眼睛的长度，如果两侧内眼角间距过宽，可以通过开大两侧的内眼角来缩小内眼角的距离，使之更接近"三庭五眼"的美学比例。

开内眼角后会瘢痕增生吗？开内眼角是否会瘢痕增生因人而异，总体而言，与双眼皮切口相比，内眼角开大处的切口发生瘢痕增生的概率更大，瘢痕形成以后一般经历发红、增生最后到陈旧变白的过程，一般需要6个月到1年的恢复期，如果期间有瘢痕突出，可以在突出部位局部注射曲安奈德等激素类药物抑制瘢痕的增生。

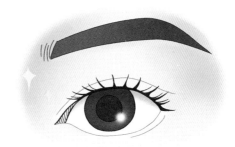

缩窄眼距
放大眼睛
眼型纤长

▶ 外眦开大术

外眦俗称外眼角。什么情况适合开外眼角？外眼角开大手术相对于双眼皮手术和内眼角开大手术更加小众，一般适合以下几种情况：一是外眼角过于圆钝，期望通过手术改变外眼角的形态；二是外眼角距离外侧眼眶边缘过远，眼裂较短，不符合"三庭五眼"的美学比例；三是外眼角过于上翘，即所谓的"吊梢眼"。

外眼角开大有没有什么不良反应？外眼角开大手术后可能会出现一段时间的球结膜水肿，一般使用典必殊滴眼液滴眼 10～15 天，球结膜水肿可逐渐消退。另外，外眼角开大以后，上眼睑外侧会有几毫米的无睫毛区域，新形成的外眼角区域有轻微的"露红"，介意这种术后外观的求美者应慎重选择此手术。

（许　鹏　刘　凯）

下睑外翻有哪些解决方法

下睑外翻（Lower Eyelid Ectropion）是指下睑结膜向外翻转，致眼睑与眼球不能密切接触，睑裂闭合不全。睑结膜因外翻后长期暴露而易发生慢性结膜炎，导致分泌物增多，结膜干燥、肥厚并充血。泪点不能与眼球紧贴则会导致溢泪发生。外伤、手术等可引起下睑缺损、瘢痕形成，最终表现为下睑外翻，是一种比较常见的眼部病症，除以上功能障碍、不适外，还可导致患者外观畸形，影响正常的学习、社交、工作，影响患者身心健康。下睑外翻可通过微创注射或手术治疗等方式进行改善。

▶ 下睑外翻病因分类

（1）**瘢痕性**：眼睑外伤、烧伤、眼睑溃疡、眶骨骨髓炎或睑部手术不当等造成的皮肤瘢痕牵引所致。

（2）**痉挛性**：由于眼睑皮肤紧张，眶内容充盈，眼轮匝肌痉挛压迫下睑睑板上缘所致。常见于患疱性结角膜炎的小孩，或高度眼球突出的患者。

（3）**麻痹性**：由于面神经麻痹，眼轮匝肌收缩功能丧失，下睑依其本身的重量下垂面形成外翻。

（4）**老年性**：老年人的眼轮匝肌功能减弱，眼睑皮肤及外眦韧带也较松弛，使睑缘不能紧贴眼球，终因下睑本身的重量而下坠外翻。加上外翻引起的溢泪、慢性结膜炎，使患者频频向下擦泪，加剧了外翻的程度。

▶ 下睑外翻严重程度分度

下睑外翻的程度可分为轻度、中度和重度：

1）轻度是指眼睑和眼球分离。

2）中度是指睑结膜外翻但是下穹隆仍在。

3）重度是指整个睑结膜完全翻转，眼睛下穹隆消失不见。

▶ 眼睑外翻矫正的禁忌证

1）眼部急性炎症的人不适合用眼睑外翻矫正术。

2）有全身出血性疾病。

3）严重瘢痕体质的人不能用眼睑外翻矫正术，以免留下难看的瘢痕。

▶ 下睑外翻的治疗

治疗前：

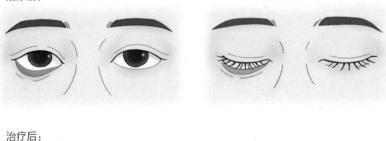

治疗后：

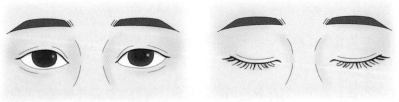

1）轻度的瘢痕性睑外翻一般无需手术，可通过睑板前注射玻尿酸、脂肪填充，点阵激光结合 5-FU 制剂对局部瘢痕作早期治疗。

优势： 创伤小、恢复快，不增加切口，不留瘢痕。

缺点： 仅适用轻中度外翻者。

2）补充组织缺损术式。因下睑组织缺损引起的睑外翻，可通过补充组织缺损进行纠正。常见有以下几类方法：

① 皮片移植：瘢痕性下睑外翻，可通过下睑瘢痕松解，于上睑、上臂内侧、乳突区、腋窝等区域取皮，游离移植于下睑，改善下睑外翻。皮片移植容易回缩，随时间延长，可能会再次出现下睑外翻的情况。

优势：操作简单、费用低。

缺点：供区切口瘢痕明显，术区皮肤有色差、不自然。

② 局部皮瓣易位、旋转、推进等改变皮肤及皮下组织的分布，调用面部其他区域的组织以增加下睑板前的组织量。此类方法组织瓣较为厚实，术后效果较为持久稳定。常见的局部皮瓣如下：v-y 皮瓣推进改善轻度下睑外翻，连续 z 成形适用于睑缘由垂直条索瘢痕引起的轻度睑外翻，上睑单蒂眼轮匝肌皮瓣修复下睑内侧缺损，上睑双蒂轮匝肌皮瓣修复下睑全层缺损，鼻旁皮瓣修复下睑内侧缺损，外侧颞部皮瓣推进修复下睑缺损，额部岛状瓣修复下睑缺损、睑缘缺损，股前外侧皮瓣修复下睑缺损、外翻等。医生可根据患者局部下睑组织缺失量、程度等因素综合考虑所选用的局部皮瓣。

优势：效果稳定，色差不明显。

缺点：供区切口瘢痕明显、移植皮瓣较厚者，需要再次手术。

3）皮肤软组织扩张技术。患者组织缺损较多，局部无理想可转位的皮瓣患者，可考虑行皮肤软组织扩张修复下睑缺损，可得到容积较多的组织，修复术后效果稳定。

优势：可以得到丰富的组织量，术后效果稳定。

缺点：手术治疗周期长、费用较高，可能会增加辅助切口瘢痕。可能需要二期手术修薄皮瓣。

4）加强下睑支持结构。因下睑支撑不够引起的下睑外翻，可通过耳软骨移植等方法加强睑板、韧带系统及肌肉结构支撑，纠正下睑外翻：

① 眼轮匝肌结构加固：

a.自体筋膜或腱膜组织，对眼轮匝肌进行悬吊固定；

b. 上提并锚定眼轮匝肌于眶外侧骨膜。

② 睑板结构加固：

耳软骨移植加强下睑支撑。

5）眦锚定术。因外眦结构损伤/松弛等因素引起下睑外翻，可通过内外眦锚定术固定内外眦位置和形态，从而改善下睑外翻。

6）中面部提升纠正下睑外翻。因受伤后面部下垂、软组织下坠等因素引起的下睑外翻，可通过中面部提升手术进行纠正和改善。

优势： 效果稳定。

缺点： 可能形成供区切口瘢痕。

综上，下睑是一个解剖层次和组织复杂的结构，出现下睑外翻时应仔细分析其原因和分类程度，选择适合的方法进行对症治疗和改善。

（程丽英）

告别"熊猫眼",跟黑眼圈说拜拜

黑眼圈通常是指双眼下方的皮肤颜色变深,就好像两个黑色的圆圈,被形象地称为"熊猫眼"。黑眼圈不同于受到创伤或感染而导致的眼睛淤青发黑,一般不会造成严重的健康问题。它并不一定是由疾病引起的,而是与我们的生活方式、炎症、眼周黄褐斑或色素沉着、化妆品、先天因素等有一定的关系。

▶ 黑眼圈的分类

黑眼圈根据形成原因的不同,可以分为 3 类:色素型、血管型、结构型。同时合并以上多种类型的称为"混合型黑眼圈"。

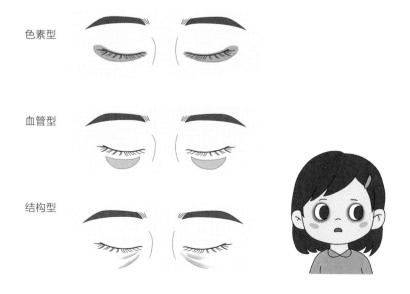

色素型

血管型

结构型

1. 色素型

色素型黑眼圈多呈茶色或棕黑色，由于长期日晒、过度干燥、药物摄入、卸妆不完全、妊娠、哺乳、过敏、眼部手术、接触性皮炎或外伤，真皮黑素细胞增多，真皮黑色素过度沉积而形成。血液滞留所致黑色素代谢缓慢，也会导致色素性黑眼圈。

辨别方法：用手拉一下自己的下眼皮，看其颜色会不会有变化，如果没有变化，那就是典型的色素型黑眼圈。

2. 血管型

血管型黑眼圈是亚洲人群中最常见的黑眼圈类型，常呈蓝紫色、紫红色，表现为下眼睑内侧皮肤的青紫色外观。在月经期尤为明显，血液瘀滞的颜色更容易显现。睡眠不足、眼睛疲劳、压力大、贫血等都会造成眼周肌肤淤血及浮肿现象。

辨别方法：用手指拉平下眼皮，如果颜色能明显看到变深非常多，那就是血管型黑眼圈。

3. 结构型

随着年龄增长，眼周肌肤失去弹性，眼睛下方会逐渐形成黑色的眼圈。结构型黑眼圈也叫阴影型黑眼圈，多为局部皮下脂肪丢失或皮肤塌陷时，自身结构在光照下形成的阴影所致，又被细分为先天性和后天性。先天性的结构型黑眼圈主要是泪沟形成的阴影，泪沟的凹槽会随着年龄的增加而逐渐加深。后天性的结构型黑眼圈主要是由于下眼睑皮肤松弛、眶隔脂肪膨出或眼睑水肿而形成的阴影。

4. 混合型

混合型是指合并存在上述 2～3 种黑眼圈的类型。

▶ 产生黑眼圈的原因

1. 遗传因素

家族遗传是黑眼圈产生的重要因素，有些身体健康的孩子在出生后不久就出现了明显的黑眼圈。最常见的遗传关系来自女性亲属，如果妈妈或外婆有黑眼圈，那么孩子就有可能被遗传。

2. 眼周湿疹

湿疹本身不会引起眼部色素沉着。但是如果因眼周瘙痒难耐而不断抓挠、摩擦眼周皮肤，则会导致局部肿胀、发炎、毛细血管破裂，并使眼周皮肤看起来伤痕累累，暗淡无光，即形成黑眼圈。

3. 过敏因素

过敏发生时，机体细胞会释放过敏介质组胺，组胺能使机体毛细血管通透性增加，并导致血管扩张、肿胀。眼睑和眼下的皮肤是人体最薄的皮肤组织，血管出现肿胀时，这些区域的颜色会比面部其他部分的皮肤更深、更暗淡，这是黑眼圈形成的原因之一。

应对这种黑眼圈的最有效的办法，就是治疗过敏。血管肿胀消退后，黑眼圈自然会消失。

4. 化妆品刺激

现在市场上的很多化妆品都有遮盖或淡化黑眼圈的功效，比如粉底液、遮瑕膏等。需要注意的是，根据个人情况的不同，部分化妆品（例如睫毛膏、眼影、遮瑕膏等）反而有可能刺激皮肤，或诱发过敏，甚至加重黑眼圈。如果你在使用化妆品后感到皮肤刺痛或瘙痒，一定要果断停用，且尽量不要反复抓挠脸部，尤其是眼周皮肤。

5. 防晒不足

日光中有很强的紫外线，紫外线直接作用于黑素细胞，诱导脑垂体分泌促黑素细胞激素，最终形成黑色素，并随着表皮细胞的移行呈现在表皮全层。

▶ 黑眼圈的治疗方法

不同类型的黑眼圈，背后有多种不同因素在相互作用。因此，针对不同类型的黑眼圈也需要选择不同的治疗方法。

1. 色素型黑眼圈

使用功效性眼霜：护肤品里面有些成分，比如维生素 C、烟酰胺等可以减少黑色素合成并改善血液循环。

使用防晒霜：做好防晒，可减少黑色素的沉积，起到预防作用，当然物理防晒比防晒霜更重要。

外用药物： 减少表皮黑色素含量，增加表皮颗粒层的厚度，一般要持续几个月才会见效。目前最常用的药物有 5% 氢醌、0.1% 维甲酸、20% 壬二酸乳膏或 15% 壬二酸凝胶，一定要注意刺激性。

2. 血管型黑眼圈

外用药物： 10% 的维生素 C 乳液可通过加快胶原合成来增加皮肤厚度，以遮盖血管颜色。在药物选择上，可询问医生意见。

手术治疗： 现在的医疗水平可以做到以 1.5 mm 的微小切口来切除（需要确认是否为结扎或栓塞）扩张的静脉，减少眼部的血管显色。该微创手术创伤小、复发率低，是很有效的治疗手段。

激光治疗： 破坏眼周扩张的小静脉。皮肤只会出现短暂的红斑和水肿反应，经过 1～3 次的治疗后，会有明显缓解，所以激光治疗也是热门的治疗手段。

填充治疗： 针对皮肤薄导致的血管显色，可以用自身脂肪或软组织填充剂填充在眼睑下的位置，可以起到遮盖血管的作用。

3. 结构型黑眼圈

激光治疗： 目前激光是在美容、抗衰老上常用的治疗方法。激光治疗可以改善皮肤松弛老化的问题，并且不良反应少，康复速度较快。

填充治疗： 治疗因衰老形成的凹陷导致的黑眼圈，可以用自体脂肪或软组织填充剂来补充下眼睑。

▶ 如何预防黑眼圈

目前的各种治疗方法还不能有效地完全去除黑眼圈，只能起到缓解减轻的作用。如果黑眼圈已经出现，继续熬夜、疲劳用眼只会进一步加重黑眼圈、影响治疗效果，所以要尽量避免会加重黑眼圈的不良习惯。

1. 防晒

紫外线会破坏眼部毛细血管的胶原蛋白，容易导致毛细血管破裂，血液进入皮下组织，使皮肤暗淡，其外在表现就是黑眼圈。因此，出门需注意涂抹防晒霜减缓眼部的皮肤老化。

2. 按摩

平时可以经常按摩眼眶，以促进眼周的血液和淋巴循环，减少血液瘀滞并促进色素代谢，淡化黑眼圈。同时，多做运动，加快血液循环，加大血氧量，也可以有效地改善黑眼圈。

3. 避免过度用眼

日常避免过度用眼，注意眼睛休息。长期看手机是目前引起黑眼圈的主要原因之一，务必要控制。

4. 调整生活作息

健康饮食，避免熬夜，减轻心理压力。

5. 清洁

化眼妆后卸妆、清洁彻底。

6. 治疗基础病

积极治疗眼周皮肤疾病和代谢性疾病。

（戴婷婷）

做双眼皮手术前
要知道的几件事

双眼皮手术，作为整复外科中最常见的手术之一，已经成为现代社会中越来越受欢迎的美容方式。它能够改变眼部外形，使眼睛看起来更加明亮、有神，提升整体面容的美感。然而，许多人对双眼皮手术仍然存在一些误解和疑虑，下面谈谈做双眼皮手术之前一定要知道的几件事，让大家可以科学、安全地变美。

▶ **亚洲人的眼睑有其独特性：双眼皮不是越宽越好看**

亚洲人眼睑通常为先天单眼皮或内双，并且上睑脂肪较多，显得更饱满，常形成所谓的"肿泡眼"。一部分亚洲人也可呈现先天双眼皮，但较西方人的双眼皮窄。亚洲人的整体面部轮廓较为平整，与五官轮廓深邃的西方人不同。因此，许多求美者一味追求"欧式大双"，结果不仅"整容"痕迹明显，还会使双眼显得与面部整体格格不入。近年来，越来越多医生更倾向于"中式双眼皮"审美，形成更自然、更适合我们亚洲人的双眼皮。

▶ **双眼皮的类型选择：适合自己的才是最好的**

细致的术前评估和设计是双眼皮手术成功的关键。术前，医生会根据患者的眼部解剖学特点，包括眼睛长度、上睑皮肤弹性、松弛程度、提上睑肌力量和眶内脂肪情况等，并结合面部五官特征、性格、年龄、职业特点和审美喜好等因素进行个性化设计。

双眼皮的形态一般分为四种类型：平行型、平扇型、开扇型、新月型。

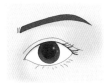 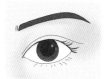 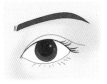 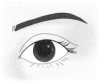

| 平行型 | 平扇型 | 开扇型 | 新月型 |

（1）**平行型**：双眼皮褶皱与睑缘弧度平行一致，内、中、外侧重睑宽度大致相同。多见于西方人种。

（2）**扇型**：双眼皮皱褶自内向外逐渐加宽，呈现扇形，也称广尾型。一般东方人种最为多见，相对比较符合东方人的美学标准。其中根据内眼角是否被皮肤覆盖，细分为开扇型（内眼角被皮肤遮盖）和平扇型（内眼角处无皮肤遮盖）。

（3）**新月型**：重睑皱褶在内、外部较低，中间部最高。常伴眼窝凹陷或上睑皮肤松弛，多见于东方人种。

求美者在就诊时，医生会使用双眼皮模拟器对患者进行双眼皮的形态模拟，以便求美者选择适合自己的双眼皮类型。

▶ **双眼皮手术有哪些类型，手术是怎么做的**

双眼皮手术的方法很多，并且不断有创新的方法推出，但临床应用最多的仍属埋线法及切开法双眼皮成形术。这些方法虽然在操作方法和步骤上有所差别，但其原理基本是相同的：通过切割或缝合的方式，重整眼部组织结构，使上睑皮肤形成明显的双眼皮褶皱，从而达到美容的效果。埋线法操作更为简便，术后恢复更快，但是适合眼部条件较好的求美者，并且有较高的脱落率。而切开法双眼皮手术更为复杂，耗时更长，恢复期更久，但是可以应对各种条件的眼睛，术后双眼皮维持也更久。

手术过程一般为：

术前评估：在进行手术之前，医生会进行详细的面部分析和术前评估，了解患者的眼部结构、皮肤特点以及个人需求，以制订最合适的手术方案。

麻醉：手术通常在局部麻醉下进行，以确保患者在手术过程中不感到疼痛或不适。

手术操作：医生根据术前评估的方案，使用适当的技术对眼部组织进行调整，以形成理想的双眼皮线条。手术时间通常在 30 分钟～1 小时，具体时间取决于手术的复杂程度。

术后处理：手术完成后，医护人员会对伤口进行处理，并为患者做好术后护理工作，包括教导患者如何正确清洁和护理伤口，以及如何减轻术后不适感。

▶ 如何保证双眼皮手术安全进行

尽管双眼皮手术是一种常见的美容整形手术，但在选择进行手术时，患者仍然需要注意其安全性。以下是确保双眼皮手术安全的一些关键因素：

选择合格的医生：寻找有资质和经验丰富的整形外科医生进行手术，确保手术过程安全可靠。

遵循医嘱：术前术后都要严格遵循医生的指导和建议，包括手术前的准备和术后的护理。

了解风险：在决定进行手术之前，患者应充分了解手术可能带来的风险和并发症，如感染、出血、瘢痕、双眼皮脱落、不对称、多重睑、医源性上睑下垂等，并与医生进行充分沟通和讨论。

总的来说，双眼皮手术是一种安全有效的美容整形手术，能够显著改善眼部外貌，提升个人形象和自信心。但是，在决定进行手术之前，患者应该认真考虑自己的需求和期望，并选择合适的医生进行咨询和评估，以确保手术的安全和成功。

（沈一蕊）

认识真实的双眼皮手术

重睑术是我国开展最多的眼整形手术之一，俗称"双眼皮手术"，因为存在庞大的市场，重睑手术的各种炒作概念层出不穷，"纳米""焊接""无痕""3D""微创"……这些概念哪些是真的，哪些是欺骗人的？各种新词弄得广大求美者摸不着头脑。

既然双眼皮手术也是手术的一种，那么就必然属于医学的一部分，只有认清手术的医学本质，才能找到适合自己的方案。

▶ 给这些宣传分分类

双眼皮手术总的来讲分为切开法和埋线法两大类。

埋线法：就是通过在皮下埋置缝线，通过缝线形成双眼皮皱褶的手术方法。这一方法的优势在于创伤小，恢复快。但缺点是对眼睛要求比较高，适合皮肤较薄，上睑组织不多的患者。而且埋线后，重睑皱襞消失的概率比较高。目前市场上宣传的"纳米""无痕""微创"等概念本质就是埋线双眼皮。

切开法：顾名思义，就是需要通过手术刀切开皮肤完成的一种手术。这一方法的优势在于可以解决上眼睑的多种问题，比如皮肤松弛、上睑臃肿、上睑下垂或复杂的畸形。缺点就在于恢复时间较埋线法长，而且皮肤切口会遗留手术瘢痕。

此外，还有一些小切口或者睑缘切口双眼皮手术的方法，本质就是将切开法和埋线法进行结合，其优缺点和上面的方法类似。

▶ 切开法重睑术式的演变阶段

切开法重睑术根据术式的进展基本上可分为三个阶段。

1. 第一代重睑手术——经典切开法

去除眼轮匝肌后将切口和睑板进行缝合形成双眼皮。优点是重睑皱襞牢固不易脱落，缺点是会出现术后凹陷性瘢痕，自然度低，去眼除轮匝肌导致眼部干瘪。

2. 第二代重睑手术——改良切开法（"Park"法）

以改良切开法为代表的一系列重睑术可称为第二代重睑术。主要改良为保留眼轮匝肌，让术后凹陷性瘢痕出现概率大大降低，但同时由于瘢痕不牢固，行改良切开法重睑术后会出现重睑线消失、变浅，下唇肉条感明显等不良反应。

3. 第三代重睑手术——生理性重建

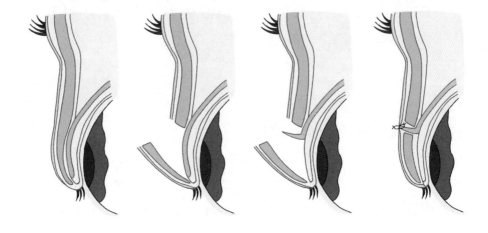

在大量重睑手术实践及相关解剖研究的基础上，人们又总结创新了新的重睑手术方式，即模拟生理状态下双眼皮形成机理。将东亚人原本下行的上睑提肌腱膜进行转位，而不破坏眼部其他结构，从解剖上对重睑进行生理性重建，克服了传统重睑手术的诸多缺点，术后双眼皮以最天然的方式获得呈现。

（刘　菲）

理想的眼周抗衰老方案

眼周又称"眶周"，是指以眼睛为中心的上、下眼睑及眉部区域，内（鼻）侧为眉间区，上方为额部，下方为面中部，外（颞）侧为颞区；眼周理想美学状态表现为眼周皮肤紧致无明显细纹，上睑区域饱满凸起，自然融入眉弓，眉峰位于中外侧 1/3，眉眼间距适宜，重睑高度适宜，下眼睑直接融入颧颊部，没有分界或凹陷。眼周区域是面部最早、最容易衰老的区域之一，会传递出疲惫、悲观、沮丧甚至愤怒的外观。

▶ 为什么眼周最容易衰老

其原因有以下几点：

（1）眼周的皮肤是面部区域最薄的，仅有 0.3～0.5 mm 的厚度，真皮层胶原沉积少。此外，眼周皮肤的汗腺较少，皮肤容易变得松弛、干燥，所以眼周的皮肤要比其他部位衰老得更快。

（2）我们做表情时，眼周的运动也是最多的，如眨眼、微笑等，肌肉运动会导致眼周皮肤折叠，从而产生皱纹。

（3）眼周韧带等支撑作用减弱，如眼轮匝肌支持韧带松垂导致泪沟产生，而眶隔膜支持作用减弱或导致眶隔脂肪疝出，形成眼袋。

（4）眼周毗邻区域皮下脂肪萎缩移位，使得眶周组织干瘪、松垂。

（5）眶骨骨质缓慢但持续的吸收，导致眶缘外扩和眉眼下垂。

（6）其他因素，如日晒、吸烟、睡眠不足等均可导致眼周衰老现象。

▶ 眼周衰老的具体表现有哪些

眼周衰老表现可概括为四大类：

第一类是皱纹，包括皮肤细小干纹、动态纹（又称表情纹，如川字纹、鱼尾纹等）以及静态纹。

第二类是沟槽及凹陷，包括泪沟、睑颊沟、上睑凹陷等，通常需要采用玻尿酸填充、脂肪填充以及眶隔脂肪释放手术的方式来解决。

第三大类是下垂，表现为眉下垂、上睑皮肤松弛下垂、下睑皮肤松弛下垂以及眶隔脂肪膨出下垂导致的眼袋。

第四大类是黑眼圈，黑眼圈是熬夜人最典型的象征，根据不同形成原因可以分为三类——色素型、血管型以及结构型，不同类型的黑眼圈解决方式自然也不一样。

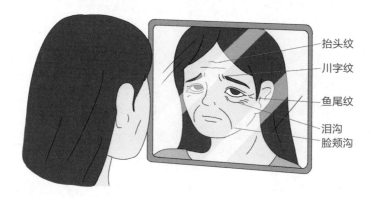

▶ 针对眼周衰老问题，可以选择哪些治疗方案

1. 眼周皮肤干纹

眼周是全脸皮肤最薄的地方，为其他肌肤 1/5～1/3 的厚度，胶原蛋白含量较少。而且眼周几乎没有皮脂腺和汗腺，保湿修复能力弱，很容易出现干燥和小细纹的问题。最简单的办法就是做好眼部保湿工作，在眼纹产生之前通过眼霜、眼膜等产品预防。

2. 眼周动态纹

眼周最明显的是眉间纹及鱼尾纹，主要与眼部、眉部肌肉的收缩有关，上眼睑松弛，轻度鱼尾纹在面露表情时会变得明显，随着时间的积累，部分会变成静态纹。

对这种动态纹的解决方式为注射肉毒毒素。眼周有眼轮匝肌、眉间肌群等分布，除皱针可以通过阻断运动神经释放的乙酰胆碱，来干扰神经、肌肉之间的信号，让过度运动的眼部肌肉得到放松，笑起来也不用担心。此外，值得注意的是，对于动态纹的治疗一定要趁早，不然动态纹很容易升级成不笑也存在的静态纹。

3.静态纹

一般是皮肤老化及长期动态纹未干预的结果，表现为皮肤的沟壑加深，鱼尾纹加深，眼周皱纹变得明显。当达到静态纹的地步，就已经比较难处理了，需要采用肉毒毒素注射、光电以及中胚层注射等方式来解决。单纯肉毒毒素注射并不能完全解决静态纹的问题，需要联合采用光电项目以及中胚层疗法。光电项目可以选择黄金微针、眼周热玛吉。黄金微针可以透过表皮直接将射频能量均匀地输送至真皮层、对真皮层进行强有力的刺激，从而使胶原蛋白重组，实现眼周皮肤的紧致，达到祛除眼周细纹的目的。眼部使用的是专用的负压九针治疗头，将射频能量精确作用于眼周皮肤，而不伤害重要血管、神经及眼球。中胚层疗法是指将多种浓度的皮肤营养成分直接透过表皮输送到真皮层。单针注射、水光针、滚针等都可称为中胚层疗法，它们可以刺激成纤维组织和基质生长，达到延缓和改善皮肤衰老、淡化细纹和眼周色素沉着的功效。

4.黑眼圈

（1）**色素型黑眼圈**：其眼圈阴影呈棕褐色，主要是一些不良护肤习惯（例如眼睛长期在太阳下暴晒）或者眼周有皮肤炎症以及激素用药，导致眼周的色素沉着。除日常需做好防晒，配合眼霜保养眼部皮肤外，还要配合激光治疗，如调Q激光、强脉冲光、点阵激光、皮秒、超皮秒等方式。

（2）**血管型黑眼圈**：其眼圈阴影大多偏青紫色，主要是由于不良作息和过度用眼导致了眼周血液、淋巴回流不畅，在皮下显出了青紫色。随着年龄增长，皮肤变薄，下眼睑脂肪减少，乌青的黑眼圈就显现了。这类黑眼圈同样可以采用激光治疗，如长脉宽1 064 nm Nd：YAG激光、脉冲染料激光等。

（3）**结构型黑眼圈**：其眼圈阴影大多偏黑色，主要是由于年龄增长面部衰老、眼睑松弛造成的。泪沟凹陷、眼袋突出导致眼下一圈黑色阴影，看起来像黑眼圈。治疗方法包括：① 填充治疗，如玻尿酸填充、胶原蛋白填充、嗨体熊猫针等；② 激光 / 射频治疗，如黄金微针、点阵激光。

5. 下垂、凹陷及眼袋问题

随着年龄增长，眉部、上眼睑皮肤、眼轮匝肌、眶隔筋膜以及上睑眶隔脂肪都会出现退行性改变，导致眉下垂、上睑皮肤松弛以及上睑凹陷的情况，这就需要通过手术的方式来解决。

（1）轻度的眉部下垂可采用热玛吉以及玻尿酸、肉毒毒素注射的方式来矫正，较严重的眉下垂可以通过除皱术、眉上切口提眉术来解决。

（2）针对上睑皮肤松弛可以选择提眉术或重睑成形术，对于上睑凹陷，可以通过脂肪填充的方式解决，如颗粒脂肪、脂肪胶、片状脂肪等。

此外，下睑眼轮匝肌及眶隔向下松垂，内脂肪团疝出，以至于在下眼睑形成眼袋和泪沟，同样也需要用手术的方式来解决。内切眼袋更适合刚有眼袋问题的年轻求美者，它的切口不在皮肤表面，而是在眼皮内做小切口，祛除多余眶隔脂肪，整个手术时间不到半小时，出血少、创口小、不留疤。外切眼袋适用于下睑皮肤明显松弛的求美者，它是在下眼睑边缘做切口，将多余的脂肪和皮肤都切掉。如果合并有泪沟问题，可以做眶隔释放或者眼袋脂肪回填，一次性解决所有问题。

最后，眼周的衰老并不是一蹴而就，也不是单一的衰老表现，当我们遇到眼周衰老问题时，不用焦虑或者惊慌，可以在正确就医后选择适宜的治疗方式，保持健康和美丽的心情及状态。

（常梦玲）

眼袋、泪沟与卧蚕
——下睑年轻化秘钥

小李是一名白领，因为长时间在电脑前工作，加上各种熬夜，不知不觉间眼袋、眼下皮肤松弛就找上门来，她把各种大牌眼霜换了个遍也不见效果。那么眼袋是怎么悄悄爬上脸，又有什么好方法来解决呢？下面将解密眼袋、泪沟这类眼部衰老问题的成因与解决方法，以及下睑年轻化的关键所在。

▶ 多重法宝去眼袋

在关注眼周的衰老问题时，除了眼周皱纹之外，最为引人关注的就是所谓"眼袋""泪沟"。事实上，眼袋是由于眼下组织过多膨出，以及下睑皮肤松弛衰老而形成的。导致此问题的原因主要为以下几个：首先是皮肤因胶原蛋白流失而松弛皱褶，其次就是眼轮匝肌松弛下垂，还有眶隔脂肪大量膨出或过度生长，眶部眶隔支撑减弱伴随眼周韧带松弛等都容易导致"眼袋"问题的发生。眼袋问题究其根本还是眼部组织弹性减弱下滑，因此再好的眼霜也达不到"返老还童"的效果。

对于上述衰老而引起的眼袋问题，整形手术才是一剂"抗衰良药"，整形外科医生可以使用外切口眼袋手术来完成下睑年轻化，也就是患者朋友们经常听说的"外切眼袋"。外切眼袋是从下眼睑边缘打开切口去除多余眼部脂肪的手术方法的统称，但具体操作的手术方式大有不同。其中肌皮瓣法作为传统手术方法，就是将肌肉和皮肤一同掀开，打开眶隔以充分去除膨出的脂肪，这样的手术方法可以去除多余部分的眼部皮肤和肌肉，达到提升下睑肌肉皮肤的效果，收紧下眼睑。然而这类手术也并非十全十美，眼周肌肉切除可能会引起一定的术后并发症，比如下睑外翻、瘢痕收缩等，需要医生有丰富的临床经验才可避免上述问题的发生。

为了避免眼轮匝肌的损伤，同时确保能充分提升松弛的下睑皮肤，皮瓣法进一步诞生，这类手术方式推荐年纪较大、皮肤松弛程度严重的患者使用，手术医生可以掀起皮肤形成皮瓣，随后直接进入眶隔。此类方法避免切除过度破坏眼部肌肉，还可以最大化去除松弛皱褶的皮肤，但问题在于对于松弛的眼部肌肉没有改善，也存在术后眼袋复发的可能。

▶ 改善泪沟很重要

除了"提肌肉""拉皮肤""去脂肪"这几样至关重要的"去眼袋"法宝，解决泪沟也是完善眼袋手术效果的关键所在。泪沟是许多患者朋友们非常关注的眼部问题，泪沟凹陷的形成原因也十分多样：第一是真性解剖畸形，也就是"先天性"泪沟，主要是由于泪槽韧带和周围肌肉与骨骼附着形成的凹陷，后天随着眼周软组织流失也可以突出此类解剖结构加重泪沟。第二就是眼周色素沉着引起的假性泪沟凹陷，也就是我们常说的"熊猫眼""黑眼圈"，眼下色素加深会和周围皮肤对比，形成"凹陷感"，也仿佛有"泪沟形成"，而事实上此类泪沟手术治疗效果往往不佳，激光治疗或者调整作息才是关键。第三就是过度膨出的脂肪和松弛皮肤形成的假性泪沟凹陷，通过去除脂肪，收紧皮肤就可以显著改善此类泪沟问题。为了解决第一类解剖结构异常导致的泪沟，在眼袋手术之余可以同时进行泪沟凹陷的矫正，也就是大家耳熟能详的"眶隔释放"手术，松开韧带的骨性附着后将脂肪填入合适的间隙，同时去除多余的脂肪。然而"黑眼圈""假性泪沟"就不适合此类方法，因此，是否需要手术泪沟矫正，都需要在术前进行明确和诊断，不必要的矫正不仅会导致手术创伤，也可能引起眼周臃肿不自然的形态。

▶ 年轻化的秘密武器

总的来说，对于亚洲人群，年轻美观自然的下睑应当达到以下标准：① 眼下平整；② 眼周组织自然过渡到饱满面中，不过度臃肿，也没有泪沟的凹陷。为了达到满意的下睑形态，我们可以通过之前介绍的手术方法来矫正眼袋，收紧松弛的皮肤肌肉，在需要的情况下进行眶隔释放，改善眼周组织流失。眼袋和泪沟的去除是亚洲人年轻化下睑的关键，而另一个"秘密武器"则经常被大家忽略，那就是"卧蚕"。卧蚕，即所谓"卧蚕眼"，在欧美人群中并不是主流审美，往往被认为是眼轮匝肌肥厚，甚至需要进行去除来达到下睑美观。但对于我们亚洲群体而言，卧蚕可以很好地增加患者下睑边缘肌肉的饱满度，静态时自然微隆，动态时笑眼盈盈，可以制造所谓的"笑眼"，增加眼部神采，更有年轻的感觉。

因此，在亚洲，卧蚕整形也十分流行，通过放入假体或是填充玻尿酸都可以填充卧蚕，部分眼袋手术的方法也可以达到增厚下睑边缘眼轮匝肌、"填充"卧蚕的效果。但对于此类美容手术，患者应切记不可矫枉过正，把眼下的卧蚕过度填充放大，反而会显得臃肿不自然，缺乏灵动感。

综合以上，不同的下睑衰老问题需要不同手术方案解决，在这里也可以将眼袋分为四种类型。脂肪型：内切眼袋手术为主；松弛型：外切眼袋手术改善；下垂型：外切眼袋配合眶隔释放以达到双重效果；衰老型：外切眼袋配合眶隔释放，必要时进行中面部提升。

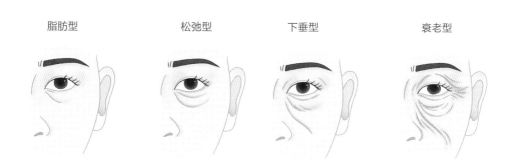

脂肪型　　　　　　松弛型　　　　　　下垂型　　　　　　衰老型

患者也可以对自己的"眼袋问题"进行初步自检，通过三个问题了解自己的眼袋的情况：① 眼袋脂肪是否膨出？② 眼下皮肤的松弛情况如何？皮肤如果能拉起来，则皮肤的弹性如何？③ 泪沟是否较为明显，以致眼周和面颊的衔接处出现凹陷感？根据这三个问题可以参考本文明确分型，从而了解自己适合什么样的手术。在求美时也可以进一步与医生进行沟通交流，排除手术顾虑，明确手术方法，以达到更好的效果。

最后，患者在追求下睑年轻化的过程中，务必到正规有资质的医疗机构求美，专业的整形外科医生会对你的眼袋类型进行诊断分类，明确你所需要的手术方案，安全求美避免"踩坑"，同时坚持自然美观的下睑标准，切勿走入审美误区，盲目跟风。

（丁飞雪　杨　军）

如何改善亚洲人的深眼窝

顾名思义，上睑凹陷即上睑的饱满度下降，组织缺失，造成眼球内陷，也就是我们俗话说的深眼窝。曾经国内一度流行欧美人深邃眼窝和大宽双眼皮的审美，但是对于低眉弓的亚洲人来说，这种上睑的凹陷会相当显老，看着像营养不良或者经常熬夜的病态。上睑凹陷发生后，因为眶骨暴露更明显，上眼睑部位缺乏丰满度，更会加重眼部沧桑感和憔悴感，常常令广大求美女士恐惧及困惑，造成一定的容貌焦虑。因此，上睑凹陷是美容外科比较关注的一个问题。

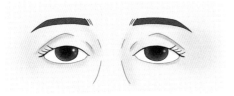

眼窝凹陷可以分为年龄性眼窝凹陷、手术引起的眼窝凹陷和先天性眼窝凹陷：

▶ 年龄性眼窝凹陷

很多人的眼窝本来是不凹的，但是到了 30 岁左右，眼窝开始出现轻度凹陷，而且，本来的双眼皮也慢慢变成了三眼皮或多眼皮，随着年龄增长，这种情况会越来越严重。这是什么原因呢？其实这种情况往往是提肌无力引起的，提肌又叫上睑提肌，它是负责做睁眼动作的一块肌肉，如果发育不好力量不足，就会不同程度地睁眼费力，或养成睁眼时抬眉毛的习惯，而长期挑眉可能就会导致眼窝凹陷。如果不是肿泡眼，而是眼皮薄，那么眼窝凹陷就会出现得更早更明显。所以，眼窝凹陷的患者可以确认下是否有以下情况存在：① 眼窝是不是成年后慢慢凹的？② 眉眼间距是不是偏宽？③ 一天用眼下来是不是眼睛比较累或看起来眼睛无神？是不是在不用力睁眼的情况下黑眼珠被遮得比较多？④ 额头纹出现得比较早、比较深？如果以上情况都存在，那么，基本可以判断是提肌无力引起的眼窝凹陷。这种情况可以在做双眼皮的同时矫正提肌无力，释放眶隔脂肪，就可以从根本解决问题，改善眼窝凹陷。

▶ 手术引起的眼窝凹陷

很多人在做双眼皮时去除了过多的脂肪，也可能导致眼窝凹陷，特别是前些年很流行做的"欧式双眼皮"，做过的人现在大多数都后悔了。双眼皮过宽、凹陷并不适合亚洲人的面部轮廓特征。这种情况在修复时就比较困难，但有很多病例其实还是可以通过充分释放残余的眶隔脂肪来达到改善眼窝凹陷的目的。如果在修复时实在没有可利用的眶隔脂肪，那么就只能做填充了。

▶ 先天性眼窝凹陷

这种情况下，做填充可能就是唯一的选择了。但这类人其实在亚洲人群中是极少的，因为绝大多数亚洲人的眼睛是有眶隔脂肪甚至是过多的（如肿泡眼）。

▶ 上睑凹陷该怎么办

目前能够改善上睑凹陷的方式主要有三种：脂肪移位、脂肪填充、填充剂填充。需要针对求美者的具体情况来选择方法，并要综合考虑凹陷分级、年龄、上睑提肌力量、手术意愿等。

如果是一级凹陷畸形，且以内侧凹陷为主时，可以使用少量透明质酸或者颗粒脂肪填充。如果是二级凹陷畸形，且求美者有手术意愿，可以在手术的同时顺便进行脂肪瓣转位。

其实，上睑凹陷往往伴随很多其他美容方面的困扰，例如单眼皮、眼皮松弛。所以目前在双眼皮手术和提眉手术时往往会联合上睑凹陷改善手术。

▶ 联合提眉的手术

传统提眉手术就是将多余皮肤和皮下脂肪切除后丢弃，只改善上眼睑的皱纹。而联合手术是在此基础上构建脂肪筋膜肌瓣，将其抬高后，在膈膜的中央部分做一个小切口，露出中央部分脂肪垫（筋膜前脂肪垫）。将脂肪-筋膜-肌肉皮瓣通过切口放入膈膜填充凹陷区域，同时推动脂肪垫填充周围区域。这类手术可以将上睑皱纹和上睑凹陷同时改善，也不增加其他的切口，因此满意度非常高。

总之，对于眼窝凹陷，要针对设计情况做出评估，并不是所有凹陷都需要进行填充。为了避免出现填充后的不良反应，要根据实际凹陷情况进行合适的填充方案。

（顾　钏　张柳成）

抚平眼袋，击退泪沟，重现年轻容颜

眼袋就是眼周的脂肪组织，一出生就有，在这些脂肪的周围有很多筋膜包裹。年轻的时候，这些筋膜非常致密、紧致，此时下眼睑的脂肪因为牢固的包裹并不向体表膨出。当出现以下几种情况时，脂肪就会向体表膨出而形成眼袋。

▶ 眼袋不是"长"出来的吗

当出现哪几种情况时，下眼睑的脂肪会向体表膨出而形成眼袋。

（1）遗传性的眶周脂肪多。年轻的时候就脂肪多，以至于此时的筋膜虽然致密但仍然无法包裹好里面的脂肪，下睑就像一个充满脂肪的"胖子"。

（2）遗传性的眶隔松弛。脂肪虽然不多，但是眶隔结构在年轻的时候就松弛了，并且表面的皮肤或肌肉都很薄弱，造成脂肪向体表的膨出。

（3）老年性的眶隔松弛。此种情况最常见，也是眼袋随年龄增大的原因。由于衰老，下睑的皮肤、肌肉、眶隔都出现松弛的状况，以至于无法紧密地包裹里面的脂肪，导致脂肪膨出。

但需要注意的是，眼轮匝肌肥厚经常与眼袋形成混淆。眼轮匝肌在下睑也会形成凸起，就是我们通常所说的"卧蚕"，它比眼袋的位置高，而且在笑的时候会增厚，而眼袋在笑的时候会变浅或消失，这是它们之间的区别。通常眼轮匝肌肥厚无需治疗，只有当特别肥厚时才会进行部分切除。

下睑的衰老表现除了眼袋以外，还有一种就是泪沟畸形。泪沟和眼袋通常合并出现，它出现的原因是皮肤和眼轮匝肌受到泪槽韧带向深面的牵拉，同样，皮肤和肌肉越薄弱，越容易向下牵拉形成泪沟。

▶ 眼袋的传统矫正方法——单纯脂肪去除

由于眼袋的形成是脂肪膨出导致，因此很容易通过手术的方式将膨出的脂肪去除，那么眼袋就同时消失。眼袋的传统矫正术式也正是如此进行。通过手术将脂肪去除就会将本身的眼袋消除。

1. 传统脂肪切除的弊端——加重衰老，加深泪沟

虽然传统眼袋通过脂肪切除矫正了眼袋的膨出，但值得注意的是，随着年龄的衰老，面部的软组织会逐渐流失，脂肪也是如此。所以对于老年人来说，下睑脂肪的总体量是不足的，而眼袋的出现仅仅是因为这块脂肪位置长得不好。而传统手术对本身就不足的脂肪组织进行去除，会导致本来就衰老的面部更显衰老。同时，由于泪沟的存在，脂肪的去除反而加重了泪沟。这是很多原来进行过传统眼袋手术的患者在年龄增长后，由于下睑组织的凹陷而被迫定期进行玻尿酸填充的原因。

2. 眶隔释放——同时矫正眼袋与泪沟畸形

正因为脂肪是面部珍贵的组织，所以眶隔释放将本身要去除的脂肪予以保留，只是将它们转移到合适的位置，即用脂肪来填充泪沟，这样就将脂肪"变废为宝"，在去除眼袋的同时矫正了泪沟畸形。

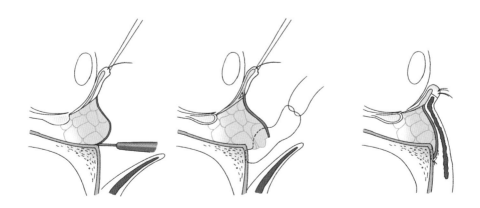

▶ 眶隔释放——名称相同，质量参差不齐

因为眶隔释放的优势，现在医美市场几乎所有的眼袋手术都自称为眶隔释放。但同样叫眶隔释放，手术质量却参差不齐。患者可能遇到以下几种情况：

（1）虚假的眶隔释放，名为眶隔释放，其实只用传统方法去掉了脂肪，多在小型美容院或不正规的机构碰到。鉴别也很简单，如果术后泪沟没有改善，就说明遇到了虚假欺诈。

（2）内切眶隔释放，但脂肪是用传统方法取出后再填进去。这样做虽然操作简单不少，但由于脂肪组织取出后与机体本身的血供被完全打断，再放置到泪沟相当于脂肪的游离移植，从而会产生脂肪游离移植后的种种并发症，如移植的脂肪变硬、液化、存活不良等。所以用这种方法做眶隔释放，术后效果有很大的运气成分，很难预测。

（3）内切眶隔释放，脂肪不去除而直接转移。手术中完整保留原本下睑脂肪组织的完整性，不将其取出，不破坏原有脂肪组织的血运。保证脂肪在移植到新位置后拥有和原来一样的生存环境。这样可以避免游离脂肪移植后可能会出现的种种并发症。

（4）外切口眶隔释放，对于皮肤松弛的患者可以进行这种手术方法。在手术当中可以对中面部进行更加广泛的分离，并进行固定，起到中面部提升、减轻法令纹及面部下垂的效果。

（刘　菲）

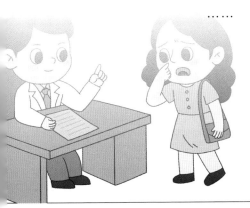

鼻部缺陷患者的福音

　　鼻子对于每个人来说都非常重要，无论是从生理功能还是美学角度都是人体不可或缺的一部分。它位于面部正中央，是整个面部立体感的决定因素，正如俗话说的那样，"面如一枝花，全靠鼻当家"，所以对于鼻部的缺陷，患者往往求治意愿很高。

▶ 认识歪鼻

　　歪鼻是一种鼻部变形，由外伤或鼻部软骨和骨组织发育不良引起。正常人的鼻梁坐落面中部内眦连线中点与人中上端连线这一中轴上，鼻尖或鼻梁偏离这条中线就称为歪鼻变形。我们以鼻部正中划一条垂直线，从鼻根点到鼻尖点有偏离的再划一条交接线，两条线的距离作为外部畸形诊断标准，3～5 mm 是轻度，6～9 mm 是中度，8～10 mm 是重度。

　　歪鼻的形成存在先天性和后天性双重因素。先天性因素多是胚胎发育过程中造成的鼻部畸形；后天性因素多为创伤导致，有时并不能回忆起明显的外伤史，儿童时期的轻微软骨损伤，可以持续影响软骨细胞的正常生长，从而导致明显的畸形。

　　歪鼻主要分为三种：

　　C 型：以眉中心到鼻唇沟中心画中轴线，鼻根与鼻头位于中轴线上，而鼻梁中部呈 C 形弯曲，多为先天发育不良。

　　S 型：鼻软骨及骨锥部向不同的方向偏离，也叫做复杂型歪鼻。

　　偏斜型：偏斜型又称为单纯性歪鼻，主要是鼻软骨部也就是鼻梁中下部向左或向右单侧偏斜，有轻度的鼻骨偏斜，鼻尖偏离中轴线位置越远，鼻子就越歪，多为先天性或幼年时期外伤所致。

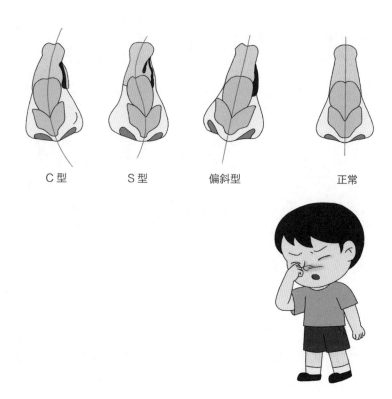

C 型　　　　S 型　　　　偏斜型　　　　　　正常

▶ 歪鼻的治疗

歪鼻是整形外科常见的病症类型。在影响外形美观的同时，大多数患者均合并鼻通气受阻，对患者的正常生活会造成较为严重的影响。对于歪鼻患者来说，尽早诊治非常重要，尤其是外伤导致的歪鼻，应尽量在 3 周内进行手术复位，以取得最好的效果。

歪鼻矫正时不只要进行外观上的改造，也要重视是否有内部鼻中隔曲折症。术前患者一般需要进行头颅 CT 平扫，以此判断引起歪鼻的骨折或畸形范围。手术步骤依歪鼻类型不同而呈现差异，但大致包括鼻骨偏曲的矫正复位以及鼻中隔偏曲的矫正这两个主要方面。术后患者鼻腔需常规行凡士林油纱布填塞固定，一般可在 2～3 天取出，较复杂者则需要 1 周或更长时间。此阶段患者可能会出现鼻部胀痛或因张口呼吸导致咽喉干燥等症状，之后均可自行缓解，不必过分担心。此外，术后 2 天内患者需要自行用冰袋冰敷鼻额部以减少肿胀，3 天内口服抗生素降低感染风险，1 周后要前往医院拆线，之后仅需安心静待恢复即可。

▶ **歪鼻整形会留下瘢痕吗**

对于患者普遍关心的瘢痕问题，歪鼻微创手术切口一般在鼻孔内，即使是需要开放性手术的患者，也仅会在鼻小柱处留下较小的瘢痕，经过时间恢复后并不明显。患者切忌因为担忧手术会产生瘢痕而错过了最佳就诊时间。

总而言之，尽早前往正规医院整形外科就诊是饱受歪鼻困扰患者的最佳选择。专业医生会根据您的个体情况制订适合您的诊疗方案，为您重塑鼻部轮廓，助您摆脱歪鼻困扰。

（戴婷婷　袁　捷）

技术与美学：惊奇改鼻术

▶ 鼻整形中该如何避免"年抛鼻"

在鼻综合整形中，大多数求美者存在鼻小柱偏短、朝天、露鼻孔的现象，在鼻修复中尤为常见。其中大部分因皮肤软组织张力压迫，导致鼻尖支架变形、挛缩、溃破等问题。

因此在手术中，衬里的松解就显得尤为重要。首先需将下外侧软骨与上外侧软骨间的纤维连接断开，进行精细剥离，使双侧下外侧软骨等张力释放。

剥离时应注意：层次过深，易穿破鼻腔黏膜；过浅则无法获得足够的衬里延长。严重短鼻、挛缩鼻或先天性唇裂鼻畸形患者，可视情况离断鼻中隔降肌。

一个远期效果良好的鼻子，既需要搭建稳固的支架，又需要支架内外包裹的软组织松紧适度，这样做出来的鼻子才不会成为所谓的"年抛鼻"。

▶ 隆鼻的4个基本要素

1. 山根部位

许多人喜欢欧美式的高山根，高山根＋高眉骨会显得眉眼深邃立体，然而大部分亚洲人五官平淡，立体感不够。所以不能一味追求高山根，选择适合的高度才是正确的。

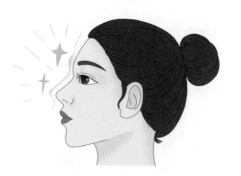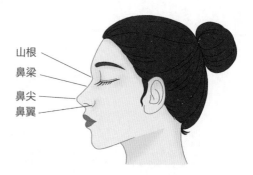

山根
鼻梁
鼻尖
鼻翼

2. 鼻梁部位

研究表明，女性的鼻梁上翘 106 度时最好看，但并不一定要做成 106 度。因为每个人脸型基础不一样，设计方案会有一定差异。只有个性化打造细腻精致的鼻梁，才能令鼻子更加出彩。

3. 鼻尖部位

想要鼻子好看自然不能忽略鼻尖。好看的鼻尖小巧俊俏、圆润又不肥大、棱角分明，通常要用自体软骨打造，自然上翘，还能随意揉捏。

4. 鼻翼部位

鼻翼不大，但对五官整体影响不小。一副精致的五官，其中的鼻翼一定是大小适中的。如果鼻子塌，鼻翼还肥大，这时除了垫高鼻梁和塑造鼻尖外，还得缩小鼻翼，进行综合性的隆鼻打造。

▶ 鼻子隆多高才适宜

大多数求美者在鼻整形中会一味地要求高和挺，但事实是高鼻梁未必适合每一个人。鼻起始点配合重睑线水平黄金点是最重要的。黄金点以上的鼻梁高度是选择假体高低的一个标准。

就皮肤厚度来说，皮肤薄时鼻梁垫得太高会有透光的可能性，所以要选择膨体或减少假体高度。

就形态而言，一般男性应稍高和宽直些，女性则宜稍呈弧形且使鼻尖微微上翘，更具美感。脸型较长者可稍高一些更显立体美感，方脸者要适当宽粗些才和脸型协调，圆脸隆鼻则不宜过长过高，以小巧为宜。另外，选择怎样的鼻型还要配合额部和下巴来设计。

▶ 为什么不建议做夸张 "网红鼻"

从审美角度看，"网红鼻" 一般都是过度追求高翘挺，鼻型过于突兀，给人一种整形痕迹过重的感觉，看久了也会觉得不够柔美舒服。

首先，亚洲人本身的面部立体感非常弱，要承载这样高翘挺的鼻子，需要搭配一定高度的眉弓和额头，深邃的眼窝，才会达到一个较为协调的比例。

其次，从安全性上来看，过度追求高翘挺，容易出现鼻尖支架偏曲、鼻小柱偏曲、鼻孔不对称、鼻子的偏斜及气道阻塞等问题。

另外，由于皮肤组织张力有限，也会出现假体穿破皮肤、鼻尖发红、皮肤挛缩等问题，修复率相对较高。

▶ 哪种情况下不适合填充鼻基底

有些求美者的面部软组织已经出现明显松弛，在这种情况下是不能贸然进行假体填充鼻基底的。中面部骨骼过于低平，或者发育不足，到了一定年龄，皮肤以及脂肪组织会失去弹性，而骨骼的支撑力又不够，会发生下垂。脂肪组织长时间堆积在鼻唇沟这个交界区，就会产生明显的法令纹。如果在这时候进行了鼻基底填充，鼻基底区域的骨性支撑变强，而颧骨区域的支撑力依旧不足，反而会加重组织下垂。这时候不光法令纹会增加，泪沟也会变得更加明显。

▶ 宽鼻的几种表现类型

宽鼻主要体现为鼻骨宽和鼻翼宽两种。宽鼻缩窄术是一种通过重建鼻骨角度，既可改善高度，又可变窄鼻背，收紧鼻翼的手术方式。

1. 鼻骨宽

鼻骨宽是宽鼻的主要表现之一，鼻梁平钝在视觉上会相对地使鼻子显低，采用截骨内推的方式，可以直接改变鼻骨的生理结构，实现鼻骨缩窄。

2. 鼻尖钝平

这种情况需要去除鼻尖的部分软骨并将其聚拢；有时也会去除部分软组织，在其上面做软骨移植，做成更尖挺的鼻尖形状。

3. 鼻翼宽

根据需要切除适当的鼻翼以使其变窄，同时使鼻头与鼻翼比例更协调，有效改善鼻孔形态，使得鼻部整体更加和谐。

▶ 如何改善不完美鼻翼

1. 鼻翼内切法

如果鼻翼不是特别宽，可以选择内切法进行改善。在鼻孔内做切口，切除部分基底组织后，将切口皮肤精细缝合，达到缩小效果。

2. 鼻翼外切法

如果鼻翼缘又宽又厚，鼻头钝且平，可以选择外切法。在鼻翼与面颊界限处做切口，切除部分宽大肥厚鼻翼的软骨，再做缝合。

3. 鼻翼内切 + 外切法

如果对手术效果要求更高，可以选择内切和外切联合的手术方法，既能减少鼻翼缘的厚度，又能缩小鼻翼的宽度，实现理想的缩小效果。

▶ 驼峰鼻的几种矫正方法

1. 非截骨法

对轻度Ⅰ型，主要采用增加鼻尖高度的方法，选择假体材料填充，将一直尺经鼻根架在鼻背，从侧方测量出所需填充的鼻尖高度、长度和形状。

对轻度Ⅱ型，可将与驼峰部相对应的假体中央部厚度去薄，仅将鼻背驼峰部两端填平。

2. 截骨法

适用于中重度驼峰鼻患者。主要选用鼻翼软骨和侧鼻软骨间鼻内切口，通过手术将过多的骨质去除，形成理想鼻背轮廓线，同时将过多的鼻中隔软骨及侧鼻软骨切除，使鼻尖抬高。

▶ 隆鼻和垫下巴可以一起做吗

鼻子、下巴、颈部三者之间的关系在一定程度上可以决定面部的美学比例。很多求美者知道自己的鼻子需要整形才能达到理想效果，却忽略了鼻子与周围部位的关系，尤其是与下巴的协调性。

鼻整形手术可以有效改善鼻部缺陷，使五官更立体，面部轮廓更清晰。下巴整形则可以改善凸嘴，打造"V"脸效果，美化脸部线条。一个长度、突度符合美学标准的下巴，会使面部比例更合理。如果鼻子非常漂亮，下巴却短小后缩，整体比例就失调了，脸型也就不好看了。

作为两种不同的手术，隆鼻手术和植入下巴手术不会相互影响，因此可以同时进行。除了隆鼻＋隆下巴，还有重睑＋开眼角、吸脂＋隆胸等，这些组合除了节省费用和减少恢复期，更重要的是能从整体上使美容效果更加协调，达到一加一大于二的效果。

（袁　捷）

自体材料在鼻整形中的
成功使用

▶ 自体软骨垫鼻尖有什么优势

自体软骨有一定的柔韧性，支撑力也很强。针对较为塌平的鼻尖，能将其很好地支撑起来。

更加安全的是：鼻梁部位不易移动，鼻尖部位却有很大的移动空间，以自体软骨垫鼻尖，植入的软骨可与本身的鼻组织建立很好的血运关系，融为一体，保持时间更久。

针对不同情况的鼻尖，可选择不同的自体软骨材料：鼻尖基础良好，可选鼻中隔软骨或耳软骨；鼻尖基础较差，可选鼻中隔软骨 + 耳软骨；鼻尖本身支撑条件差，可选肋软骨。

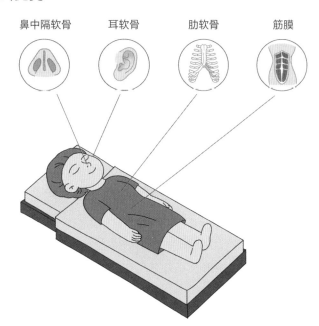

鼻中隔软骨　　耳软骨　　　　肋软骨　　　筋膜

▶ 为什么鼻整形修复中会用到筋膜

筋膜是机体中普遍存在的组织，它是机体的基础结构，不仅赋予机体内部的和外部的形状，也为机体循环、神经和淋巴等系统提供支架结构。因此筋膜被认为是软组织的"骨架"。

针对多次隆鼻失败修复的求美者，由于多次隆鼻手术造成创伤，皮肤过薄，如果直接植入假体材料，可能会出现透光等现象。所以会用到自体筋膜包裹假体技术。一般选用颞部的颞肌筋膜或者在取肋软骨的同时取出的腹直肌筋膜。取出的自体筋膜能有效地包裹假体材料，减少假体透光性，避免鼻子发亮等情况发生。

▶ 隆鼻材料——耳软骨的优势特点

（1）**自体组织不排异**。取自自身的组织，组织相容性好，不会出现排异现象。

（2）**损伤小**。取出创伤小，不易留疤，且易雕刻修整。

（3）**稳定性高**。以自体软骨来垫鼻尖，易与鼻局部的组织愈合为一体，稳固性好，不易出现移位。

（4）**成活好、吸收少**。耳软骨只需要极少的血液就可以存活，极少吸收，成活率高，效果长久。

（5）**自然柔韧、真实感强**。术后视觉逼真，不会发红、透光，触摸手感柔韧自然。

▶ 耳软骨作为鼻整形常用材料，有哪些作用

（1）**鼻尖塑形**。耳软骨可以加强鼻软骨支撑、抬高鼻尖，有效改善鼻头低、鼻头圆钝。

（2）**延长鼻长度**。耳软骨可以延长鼻中隔，一定程度改善鼻子长度，改善鼻孔朝上、鼻孔外露的缺陷。

（3）**补充柳叶形假体的不足**。近年来，柳叶形假体应用广泛。但其对鼻尖支撑不够，往往需要耳软骨进行配合补充。

▶ 耳软骨——鼻综合手术为什么还需要结合假体呢

一般来说，耳软骨的量是比较少的，所以更多是用来做鼻尖、鼻头的塑形。而鼻梁则大部分情况采用假体材料来垫高，因为鼻梁的塑造需要的组织量较大，单纯的耳

软骨不能满足。

当然有部分求美者对假体会有些排斥心理，担心假体排异感染等。实际上目前市场上的假体包括硅胶或膨体，品质安全技术方面都已经相当成熟。一个成功的鼻综合手术，假体存在于鼻部是不会对身体产生影响的，所以大家无需谈假体而色变。

▶ 为什么有些人不能用鼻中隔软骨做鼻整形

鼻中隔软骨是两个鼻孔中间的板状软骨，优点很多，比如坚固不移位、支撑力好、不排异、不需要开另外创口取材等，是塑造鼻头很好的材料。但大部分亚洲人的鼻中隔软骨发育不是很好，材料量有限。取出后的鼻中隔软骨需要保证至少还有1.5 cm 宽的框架剩余，所以鞍鼻、短鼻一般不建议取鼻中隔软骨进行隆鼻。在做鼻中隔隆鼻术前需拍片查看鼻中隔软骨的发育情况，如果不适用就需要取其他软骨材料来代替。

（袁　捷）

肋软骨隆鼻益处多

▶ 取肋软骨对身体有影响吗

隆鼻用的肋软骨是在乳房轮廓线下或肋弓缘第六或第七肋软骨表面做 2～3 cm 小切口，切取 4～5 cm 长的材料。很多人担心取肋软骨对身体伤害较大，其实这是非常安全的，对身体也没有影响。肋软骨取出后，空缺的部位很快就会被纤维结缔组织代替。纤维结缔组织有一定的硬度，是不会影响人体机能和轮廓稳定性的，恢复好后常规的体育运动都不会受到限制。

▶ 全肋软骨隆鼻和半肋软骨隆鼻该如何选择

（1）**全肋软骨隆鼻**：材料都取用于自体肋软骨，第 6 或第 7 根，取出长度 5～7 cm，雕刻成型后，一部分用于垫高鼻背，另一部分用于鼻尖的抬高塑形或延长鼻小柱。

适应人群：先天或后天鼻中隔短小、多次手术失败、感染后瘢痕严重、手术条件较差的求美者。

优点：整个鼻子均为纯自体软骨，材料充足，适应证广泛，同时无排异。

缺点：从长远考虑，长期有肋软骨吸收不均匀而导致弯曲变形的可能。

（2）**半肋软骨隆鼻**：是用假体材料（硅胶或膨体）加上部分自体肋软骨材料。假体用于垫高鼻背，肋软骨用于鼻尖抬高塑形或延长鼻小柱，取出长度约 3 cm。

适应人群：担心全肋软骨隆鼻存在的弯曲风险，主观上不排斥假体并对硅胶或膨体没有过敏情况的求美者。

优点：规避了肋软骨作为鼻梁时弯曲变形的风险。

缺点：部分人群或许存在假体排异现象。

如果对假体比较排斥，或者对硅胶或膨体过敏的人，可以选择全肋软骨隆鼻，如果主观上不排斥假体材料，半肋软骨隆鼻是非常不错的选择。

▶ 肋软骨那么好，为什么有些人不选择全肋隆鼻

在鼻整形中，相比全肋隆鼻还是有很多人选择半肋隆鼻综合，即鼻梁骨性结构采用假体支撑，鼻头支架采用肋软骨支撑，两者结合综合改善缺陷。

肋软骨骨量多，有足够的长度、宽度、厚度用于雕刻理想的支架，在支撑力、塑形效果上都是非常好的鼻整形材料。

但肋软骨也有缺陷，肋软骨存在一种内聚应力作用，可能会出现急性期变形或延迟性变形，因此在鼻梁的塑形上需要考虑远期弯曲变形的可能，但这不是绝对的。

为减少肋软骨张力，目前临床也在研究改善方法，如生理盐水浸泡、片状软骨叠加、肋软骨切割处理等，可在一定程度上避免这种问题的出现。也正是基于此，很多人会考虑选择半肋鼻综合术式。

▶ 肋软骨鼻修复还可以用原来的肋软骨吗

做修复时原来的肋软骨是否还能用？是否需要重新取？主要取决于求美者现在的鼻部形态。如果肋软骨已经有炎症了，是不能再使用原肋骨的；如果仅仅是对鼻部形态不满意，那么在修复手术时取出的肋软骨一般都会再次使用。

在没有炎症的前提下，这些情况肋软骨可以二次使用：

（1）原来做的是全肋隆鼻，对形态不满意，重新雕刻后可再次植入，也可选择全肋改半肋。

（2）原来做的是半肋隆鼻，如果原肋骨足够，可以进行调整再利用；如果原肋骨不够，也可考虑另取耳软骨或异体骨做辅助支撑。

▶ 肋软骨钙化，还能做鼻子吗

肋软骨由透明软骨构成，呈玉白色，有一定柔韧性，易取易雕刻，但肋软骨钙化就意味着软骨变硬、韧性变差、骨质易碎，切开雕刻和缝合都更加有难度。

肋软骨钙化后是否还能用来做鼻子，需要看具体的钙化程度。一般是取右侧第6肋或第7肋的软骨，如果这两处肋软骨钙化较为严重，会取没有钙化或钙化程度轻的

第 5 肋使用。如果钙化都比较严重的话，就需要考虑用其他方式来做鼻子。

▶ 肋软骨隆鼻的吸收率高吗

下面讲讲肋软骨吸收率。公认的肋软骨吸收率在 5%～10%，吸收稳定期是 6 个月～1 年。根据大量临床观察，肋软骨隆鼻后软骨吸收情况从外观上基本看不出来，稳定后的形态一般不会发生明显变化。

肋软骨隆鼻的吸收率也和手术方案有关，全肋软骨的吸收现象基本表现在鼻背处，如果是半肋软骨隆鼻，肋骨主要用在塑造鼻尖上，而鼻尖部位吸收的非常少，可以基本忽略。一般医生在手术前会考虑到吸收情况，术中做好预估，把吸收的量计算进去，确保软骨吸收后仍能实现理想效果。

（袁　捷）

选择适合自己的隆鼻方式

▶ 如何选择隆鼻方式

（1）**看鼻梁皮肤厚度**。如果皮肤较薄，则不适合单纯使用硅胶隆鼻，因为假体轮廓容易透光显现。这时膨体是一种很好的选择，它能和组织稳固融合，不易晃动不透光，适合鼻梁皮肤较薄的求美者。

（2）**看鼻梁基础的高低**。如果鼻梁基础过低，鼻子较塌，在隆鼻时需进行鼻综合塑形，因为单纯的耳软骨或鼻中隔软骨不能满足需求，这时可选择肋软骨，结合硅胶或膨体材料进行综合鼻整形。

（3）**看材质喜好**。如有些求美者对假体有排斥感，可以选择自体软骨组织的方式。自体软骨取自自身，组织相容性好，恢复后的效果自然、触摸真实。

（4）**手术与非手术的选择**。如果鼻部基础较好，不想接受隆鼻手术，也可以选择正规玻尿酸注射隆鼻。

▶ 假体、玻尿酸、自体脂肪都可以隆鼻，但不一定适合垫鼻尖

过去，流行硅胶假体中的 L 形垫鼻尖，但假体长时间对鼻尖皮肤形成压力，导致皮肤变薄，严重的会有假体穿出，发生外露情况。如今 L 形硅胶假体已逐渐被淘汰。而使用膨体垫鼻尖也可能会产生同样的现象。

玻尿酸作为一种很好的注射填充材料，一般适合于骨性支撑结构较好的鼻尖，若是鼻尖有严重塌平情况，其效果显然不佳。且一次注射过量，容易造成血管栓塞，导致皮肤组织坏死。

自体脂肪同玻尿酸一样，也仅对基础条件好的鼻尖有效，但自体脂肪注射后存在一定的吸收率，可能需要 2～3 次补填才能达到效果。

▶ 假体隆鼻和注射隆鼻该如何选择

注射隆鼻和假体隆鼻都是比较常见的隆鼻方式，如何选择还是要看个人的鼻部基础条件及所想达到的效果。

注射隆鼻材料一般为玻尿酸，仅适合轻度塌鼻，用于垫高鼻梁。玻尿酸隆鼻效果一般维持半年到一年。期间，玻尿酸会被人体逐渐吸收，如果想要继续维持效果则需要重新注射。

如果鼻部基础较差且想长期保持隆鼻效果，则建议选择假体隆鼻方式。通过手术将处理好的假体植入鼻部，垫高鼻子进行立体塑形。常见的假体隆鼻材料有硅胶和膨体。

▶ 隆鼻假体形状如何选择

假体隆鼻材料的形状有两大类：L 型和 I 型（柳叶型）。

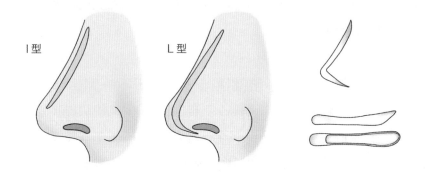

L 型的优点是对鼻尖、鼻小柱能形成支撑，缺点是过度支撑会导致鼻尖皮肤变薄，存在安全隐患，鼻子形态不够真实自然。所以目前 L 型假体的使用已越来越少，多数时候在鼻头鼻尖使用自体软骨进行塑形。

I 型（柳叶型）的优点为安全性高；对鼻尖无压迫，鼻形态逼真自然。柳叶型适合鼻梁偏低的求美者，多数鼻整形手术都需要结合自体软骨来完成。

▶ 选择隆鼻材料要考虑哪些因素

1. 是否能够接受假体

有些人对于假体比较排斥，不能接受身体里有假体，有这种心理最好不要强迫自己，选择自体软骨就好。

2. 鼻部皮肤厚薄程度

有的人鼻部皮肤比较薄，如果使用硅胶，鼻子会有透光感，看起来不自然。医生在术前也会根据鼻部皮肤厚薄程度推荐合适的隆鼻材料。

3. 自身的鼻型

如本身鼻型不错，只想精益求精，可选耳软骨修饰。但如果鼻型基础较差，只取耳软骨作为材料就不够用，可以选择肋软骨或假体来进行隆鼻。

（袁　捷）

隆鼻手术的后顾之忧

▶ 患有鼻炎还能做隆鼻手术吗

"我有鼻炎，可以做鼻子整形的手术吗？"这是有鼻炎的求美者比较关心的问题。鼻炎是鼻子的黏膜或者是鼻黏膜下的组织受到损伤而引发的炎症，受损伤的源头可能是空气中的病菌或是病毒，也可能是带有刺激性的物质，通俗地说也就是过敏源。从本质上来说，有鼻炎是可以进行隆鼻手术的，鼻炎是一种发生在鼻子黏膜处的慢性病变，它会导致鼻子的功能发生改变；而隆鼻手术是把假体放在骨膜下方，并不会接触到鼻子的黏膜，当然更不会影响到鼻子的功能。但是如果鼻炎处于急性发作期（打喷嚏、流鼻涕等），建议过了急性发作期再进行手术。

▶ 什么原因会导致假体隆鼻透光

1. 假体放置层次过浅

假体在原本紧密的鼻部组织中剥离出一个空间，如果放置层次较浅，阳光直射自然可能会出现透光现象。

2. 本身皮肤过薄，置入假体过大

如果鼻背皮肤又薄又紧，植入的硅胶假体又比较大，皮肤会被撑得更薄，这种情况也很容易出现透光。

3. 发生炎症

在硅胶隆鼻手术后发生了炎症，鼻背部分发红变薄，也有可能会有透光现象。

▶ 皮肤薄，还能做假体隆鼻吗

在鼻部皮肤薄的情况下做假体隆鼻，不但容易显形，还有可能出现透光的情况。那皮肤薄，是不是就不能做假体隆鼻呢？这个不是绝对的，皮肤薄的人也不是完全不

能做假体隆鼻，因为一方面可以取部分筋膜将假体包裹，进而增加皮肤厚度，用来解决因本身皮肤薄造成的透光显形。另一方面也可以将假体修得稍微小一点，这样也不会特别的显形，能起到一定的改善作用。

▶ 隆鼻是否会影响嗅觉功能

嗅觉是在鼻腔内进行，而隆鼻手术发生在皮下鼻骨表面，术后一般不会对嗅觉造成直接且长期的影响。

我们的嗅觉是靠嗅黏膜与嗅觉感应。简单来说，鼻腔、鼻孔与外界相通来感受气体分子，中间有鼻中隔，鼻中隔表面的黏膜与覆盖在整个鼻腔内壁的黏膜相连。只有嗅黏膜组织发生问题，嗅觉才会受到影响。

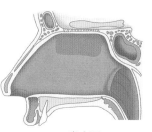

嗅黏膜分布　　　综合整形可能造成暂时性影响

鼻中隔

在鼻整形手术中，一种情况是动了鼻中隔区域，术后可能会出现短暂的嗅觉减弱，这种情况无需干预治疗，在恢复期嗅觉会自行变得正常。

另一种情况是因为术后肿胀有一定程度的阻塞通气，减少了气体分子和嗅黏膜的接触，从而出现嗅觉减弱现象，或因为止血海绵、引流管放置、鼻夹板固定等，改变了鼻腔内容积，导致鼻腔通气不畅。

这些情况都属于短暂性嗅觉功能减弱，在术后恢复过程中，随着鼻部肿胀消退、鼻腔通气等恢复，嗅觉功能自然会恢复正常，不必过于担心。

（袁　捷）

专事专办：短鼻延长

短鼻是一种比较多见的鼻型，是鼻部的骨与软骨组织发育较差造成的，一部分短鼻患者还伴有鼻孔外露、鼻尖上翘，又被称为"朝天鼻"。短鼻与朝天鼻不完全相同，但治疗方法接近。

▶ 简单的隆鼻手术能解决短鼻问题吗

单纯的隆鼻只能调节鼻梁的高度，不能增加鼻子的长度，所以简单的隆鼻手术不适合短鼻或朝天鼻患者。如果短鼻和朝天鼻患者只接受了普通隆鼻手术，那么做出来的鼻子可能会又高又短、鼻子根部隆起，或者假体把鼻尖顶穿。

短鼻、朝天鼻是发育不良所致，不仅鼻子的骨和软骨部分不足，皮肤、筋膜、软组织也不足，要解决问题，鼻子的支撑是关键，其次就是皮肤软组织的延展度。一般建议利用自体软骨（肋软骨 / 鼻中隔软骨 / 耳软骨）结合适宜的假体材料来做鼻综合整形，才能很好地解决短鼻问题。

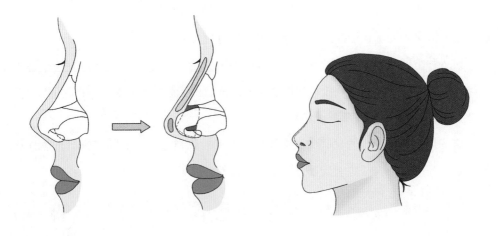

▶ **解决短鼻问题可用哪些自体软骨材料**

短鼻是发育不良所致，不仅鼻子的骨和软骨部分不足，皮肤、筋膜、软组织也不足。如何解决？首先是支撑问题，其次是皮肤软组织的延展度。

如果只是单纯隆鼻，只能解决鼻梁的高度，不能增加长度，所以短鼻的改善需利用自体软骨结合适宜的假体材料进行鼻综合整形。

1. 肋软骨

多取自第 6、第 7 肋，量充足，支撑力强，是优质的短鼻延长材料。适合各种类型的短鼻或朝天鼻。

2. 鼻中隔软骨

取自鼻中隔，东方人种鼻中隔发育多短小薄弱，做鼻延长可取的软骨量可能不足，多与耳软骨合用。一般适合轻中度短鼻。

3. 耳软骨

取自耳甲腔及耳甲艇，是易于切取的软骨，适合轻中度短鼻。

▶ **短鼻延长为什么不建议用人工材料**

传统人工材料在隆鼻时会对鼻尖皮肤形成压力，过强的压力会导致鼻尖皮肤逐渐变薄，严重的会出现假体穿出，遗留永久的鼻尖瘢痕，且会出现很多并发症。所以在隆鼻手术时，像鼻头、鼻小柱、鼻尖这样的受力部位，是不主张用人工材料的，要尽可能用自体软骨组织，如耳软骨、肋软骨、鼻中隔软骨等。

（袁　捷）

隆鼻术后护理不可掉以轻心

▶ 隆鼻后鼻子发红是什么原因

1. 假体排异

这种情况发生在使用假体材料时，个别求美者对隆鼻材料有排异现象，鼻子过敏，有发红等症状。

2. 张力过大

有些求美者过度抬高鼻尖，容易造成鼻尖部分皮肤张力过大，影响局部血液循环，导致鼻尖部发红或者发白。

3. 技术问题

隆鼻时剥离的间隙太小、植入过深、假体雕刻不适合都有可能影响鼻部血液循环，出现局部发红的现象。

4. 感染

以上症状可能会导致鼻部抵抗力下降，从而引发鼻部感染。

如果鼻部持续发红肿胀、鼻切口出现流脓情况、体温上升，需及时联系医生并取出假体，等鼻部恢复自然，观察3～6个月后再根据情况决定是否再次植入。

▶ 隆鼻后，假体为什么会出现移位现象

鼻子的内部结构：鼻子上 1/3 是鼻骨，侧面连接两侧鼻软骨，连接的地方有一个很重要的肌肉，这个肌肉将鼻背筋膜下易于剥离的疏松结缔组织（也就是放置假体的空间）拦腰截断，分为鼻背筋膜下浅层和深层。

如果在手术剥离过程中没有将这个肌肉离断或者离断不彻底，那么鼻假体就会被放置在鼻背筋膜浅层，也就是我们所说的皮下，这会直接导致隆鼻后假体根部出现游离，这是假体出现移位的重要原因。

此外，还有一个原因就是在隆鼻过程中需要去除大部分疏松的结缔组织，但骨膜表面仍会存留数量不等的纤维结缔组织及脂肪细胞，如果把假体放置在鼻背筋膜深层，即骨膜表面，术后该表面的细胞会有一定程度的增殖，就会在假体和骨膜之间形成一个"滑动层"，这个滑动层也可以理解为组织在炎症期会出现的细胞增生等炎症表现，消除之后组织会恢复正常体积，但是假体和组织间的空隙会越来越大，所以假体也会出现移动！

那如何使假体不出现移动呢？这就要是考验医生的专业技术，在植入假体之前要在鼻骨端紧贴骨膜表面进行锐性分离，并尽可能多地破坏"滑动层"和骨膜，这样术后此处愈合时，当中就会形成一个纤维层包裹，对假体有一定的固定作用。另外，在必要时可以进行内缝线固定来预防偏斜。

▶ 对隆鼻不满意，取出假体能恢复原样吗

如果隆鼻时只在鼻背鼻根处放置假体，鼻头没做过多处理，这种情况下将鼻假体取出，基本可以恢复成原先状态。但因鼻部放入假体后，皮肤组织会有增厚情况，鼻背会比原来稍厚，鼻子会显得比原来稍高。

如果是鼻综合（假体隆鼻加软骨垫鼻尖等），单单只将鼻假体取出，鼻梁变低了，鼻头高度还在，会显得整体不协调。且鼻尖软骨支架搭建过程中会对原有鼻软骨结构有所改建，所以哪怕耳软骨／肋软骨去除了，原有鼻软骨结构也要重新调整，且和原来有所不同。因此，若原来做的是鼻综合，对鼻型不满意，需要对鼻子进行综合修复，而不能只是把鼻假体及其软骨取出。

▶ 假体每5～15年需更换一次，是危言耸听还是事实

硅胶作为常见的隆鼻假体之一，优势在于易雕刻成形、性质稳定、维持时间长久、不易感染。说到维持时间长久，还是有不少求美者会有疑惑：隆鼻假体保质期到底是多久？是否需要定期更换？其实，若隆鼻术后对效果和形态都满意，不管是10年、20年甚至更久，只要没有出现红肿、疼痛等不适症状，可以一直放置。但硅胶

长时间在人体内可能会出现老化、钙化等问题，钙化的假体会发硬，影响鼻梁触感。这时是否需要更换假体，可在专业医生的诊断下采取相关措施。那么其他隆鼻材料又可以放置多久？

膨体，最初被用于心脏搭桥手术，后被普遍用于临床整形手术，它有很多微孔，跟人体组织相容度极高，除非发生感染，否则它也可以放在体内长期使用。

自体软骨，因为是自体组织，一般不会出现排异现象，也没有刺激性，所以若对手术效果满意，后期无不适症状出现，长期都不需要取出。

▶ 哪几种情况下需做鼻修复

1. 出现挛缩显形

挛缩症状是指鼻整形手术后发生意外碰撞出血、炎症或机体自身排异，如没能及时治疗，鼻子内组织会变硬，进而出现挛缩症状，造成鼻组织收缩，鼻子变短。通常，这种情况需要先治疗炎症，取出假体，再进行鼻修复。尤其鼻尖的修复最是关键，鼻尖不用假体来支撑，而是用自体软骨来搭建。

2. 隆鼻材料外露

材料外露一般见于 L 型假体，另外肋软骨也有可能外露，主要是材料放置的位

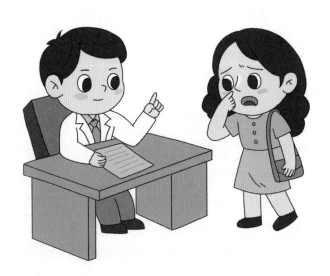

置不对，植入材料的尺寸不对，加上自身皮肤组织发生变化，皮肤张力过大等原因造成。解决方案：需要通过手术取出，然后根据需要再次植入隆鼻材料（假体或者自体软骨）。切记不能是一片式，对鼻尖软骨需要重建，效果会更稳定更自然。

3.出现假体透光

常见于硅胶假体，相较于膨体，硅胶与组织相结合而言不是很牢固，而且易透光。因为后期皮肤组织可能发生变化，皮肤越来越薄，会导致假体透光。这种一般需要通过手术将假体取出，根据具体情况对假体所在的层次、位置等稍加调整，或者是根据需要植入新的假体或者自体软骨，如果是自身皮肤太薄，还需要有经验的专家进行筋膜补充增加皮肤厚度来改善。

4.不良注射物导致形态结构不良

常见于骨粉、奥美定、硅油及其他不明注射物，注射后易出现红肿发炎、游离扩散、感染溃烂，导致鼻部形态变宽、不明原因凹凸隆起、压迫眼周等症状。这种情况一般需要先将不明注射物取出并将他们清理干净，待恢复好后，再进行正规的鼻整形手术。

（袁　捷）

重塑面部线条，绽放自信笑容

瘦脸整形的秘密

颧骨修饰方案如何选

爱美者青睐的眉弓整形

拉皮手术知多少

……

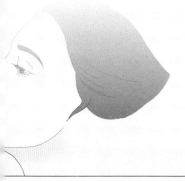

重塑面部线条，绽放自信笑容

在追求美丽的道路上，我们总希望每一个细节都能尽善尽美。而下巴这个位于面部下方的关键部位，往往能决定我们脸型的整体协调与美感。如果你的下巴显得短小、后缩或是不够饱满，那么隆颏手术或许就是你梦寐以求的美丽变身秘笈。想象一下，隆颏手术就像是一位技艺高超的画家，在你的下巴上轻轻几笔，就勾勒出了更加优美的轮廓。它不仅仅是一个简单的手术过程，更是一场关于自信与美丽的深刻变革。

▶ 如何进行隆颏手术

患者首先需要前往正规医院进行面诊，与医生详细讨论手术方案、预期效果以及可能的风险。医生会根据患者的面部特征、个人需求以及身体状况进行全面的评估，并确定是否适合进行隆颏手术。患者需要进行一系列的身体检查，包括血液检查、心电图等，以确保身体状况良好，能够耐受手术。医生还会拍摄面部照片，以便术后进行对比评估。

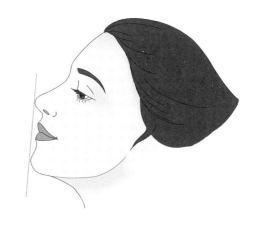

隆颏手术的具体操作过程可能因医生的手法和患者的具体情况而有所不同。手术开始前，患者会接受局部麻醉或全身麻醉，以确保手术过程中无疼痛感。手术过程中，医生会根据你的面部特点和期望效果，精心设计手术方案。医生通常会在口腔内或下巴下方做一个隐蔽的切口，以减少术后瘢痕的可见性。通过切口，医生会在骨膜下部进行剥离，形成与假体或植入物相适应的腔隙。根据手术方案，医生会将预先准备好的假体（如硅胶、膨体等）或自体脂肪等植入物放入腔隙内，并进行调整以确保其位置正确、形态自然。植入物放置好后，医生会使用钛钉、钛板等材料将其固定，以防止移位。然后，医生会仔细缝合切口，以减少术后瘢痕的形成。

手术结束后，可能会经历一段短暂的恢复期。这段时间里，下巴可能会有些肿胀和不适，随着肿胀的消退和组织的愈合，受术者会逐渐发现下巴形态的变化——它变得更加饱满、立体，与面部轮廓相得益彰；在日常生活中，能发现自己的笑容更加灿烂了，因为下巴的改善让脸型更加和谐，笑容也更加自然、迷人，无论是自拍还是面对镜头，都能自信地展现自己的美丽。

▶ 隆颏手术需注意

当然，任何手术都有一定的风险和注意事项。在决定进行隆颏手术之前，请务必选择正规的医疗机构和经验丰富的医生进行咨询并安排手术。同时，在手术前和手术后，都要遵循医生的嘱咐，进行护理和恢复。术前要进行全面的身体检查，确保自己适合进行手术；与医生充分沟通，明确手术方案和预期效果。手术后遵循医生的指导进行口腔清洁和饮食调整；避免剧烈运动和碰撞下巴区域，以免影响手术效果。另外，保持积极乐观的心态，耐心等待恢复期过去。相信自己的选择，相信医生的专业技术，美丽终将到来。

隆颏手术不仅仅是一个简单的手术过程，更是一次关于自信与美丽的深刻体验。通过它，你可以拥有一个更加饱满、立体的下巴，让自己的脸庞焕发出更加迷人的光彩。如果你也渴望通过隆颏手术来改善自己的脸型，那么请勇敢地迈出这一步吧！让美丽与自信伴随你的每一个瞬间。

（方　斌　曹德君）

下巴"变形记"，焕发自信之美

　　想象一下，你的下巴如同一块拼图，而颏成型术就是那位巧手的艺术家，通过精细的调整，让你的面部轮廓更加完美无瑕。这项手术专注于改善下巴的外观和功能问题，无论是后缩、前突、偏斜还是下颌角肥大，都能在它的"魔法"下变得协调美观。

▶ 它能带来什么改变

　　下巴后缩：如果总是觉得自己的下巴不够突出，那么颏成型手术就是你的福音。它可以将下巴骨截断并向前移植，让下巴瞬间"挺身而出"。

　　下巴前突：对于那些下巴过于"激进"，向前或向下突出的朋友，手术可以精准地截骨、植骨、移位及固定，让下巴回归"正轨"。

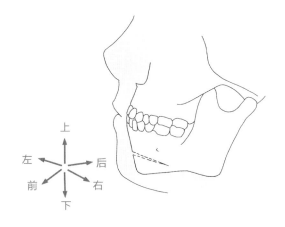

　　下颌骨偏斜：无论是外伤还是发育原因导致的下颌骨偏斜，手术都能像一位导航员，引导你的下颌骨走向正确的方向。

　　下颌角肥大：对于那些嚼肌活动过强或遗传导致的下颌角肥大，手术可以像一位雕塑家，去除多余的部分，让面部轮廓更加柔和。

▶ 手术：一场下巴的"变形记"

　　在全麻的陪伴下，你的下巴将开始一场"变形记"。医生会在下颌前庭沟或牙龈缘作切口，像剥开香蕉皮一样剥离黏膜和骨膜，暴露颏部的颌骨。然后，使用精密的工具进行截骨，让颏部骨头可以像拼图一样活动。接下来，医生会根据术前设计，将颏部骨头移动至预定位置，并使用钛板进行固定，让你的下巴瞬间焕发新生。最后，医生会将牙龈或前庭沟的黏膜缝合，为下巴穿上"新衣"。

颏成型手术如同一位化妆师，让面部轮廓更加协调美观，仿佛换上了一张明星脸。当看到自己的下巴变得如此完美，自信心也会像火箭一样飙升。解决了下巴问题，生活也会变得更加美好。无论是睡眠还是饮食，都将变得更加舒适自在。

▶ 注意事项：让美丽与安全同行

虽然颏成型手术充满了魅力，但也有一些需要注意的事项。术前，需要进行详细的检查，确保自己的身体状况符合手术要求。术后，需要像呵护一朵娇嫩的花一样呵护下巴，注意口腔卫生，避免剧烈运动，以防颏部骨块或假体移位。同时，也要密切关注身体反应，定期复查，确保手术效果和安全。

颏成型手术就像一位神奇的魔法师，能够让你的下巴焕发自信之美。但是，为了确保手术的安全和效果，需要选择正规的医疗机构进行手术，并严格遵循医生的建议进行术前准备和术后护理。相信在你的精心呵护下，你的下巴一定会成为你自信之源！

（方　斌　曹德君）

瘦脸整形的秘密

在追求美丽的道路上，脸型的重要性不言而喻。近年来，下颌角整形手术越来越受欢迎，尤其在亚洲国家。这种手术常被称为"去下颌角手术"或"瘦脸整形"，通过部分切除下颌骨，让脸形变小变瘦，提升面部轮廓的美感。那么，这项手术究竟是如何进行的？适合哪些人群？又有哪些需要注意的事项呢？下面将带你深入了解下颌角整形的奥秘。

▶ 下颌角整形的概述

下颌角整形是一种美容外科手术，通过部分切除位于下颌角处的下颌骨达到瘦脸的效果。这一手术通常与部分咬肌切除同时进行，以改善咬肌肥大的面部轮廓。早期的下颌角整形主要针对下颌角进行处理，现代的手术则更为复杂，涉及下颌体、下颌角和下颌升支的连续骨整形，并对附着在下颌角的咬肌进行综合整形。

▶ 手术方法

下颌角整形通常采用口内入路，通过口腔黏膜切口暴露整个下颌体、下颌角及下颌升支中下段。手术过程中，先分离咬肌附着在骨质上的止点，接着去除下颌体外板，使其变薄，再用专门的颌面微动力骨刀弧形连续截除包括内外板在内的全层骨质，最后切除过于发达的咬肌，并缝合切口。整个过程大约需要 60 分钟。

▶ 下颌角整形优势与特点

（1）口腔内入路，术后无体表瘢痕。

（2）手术时间短，恢复快。

（3）对不同脸型和下颌角类型采取不同的截骨手术方法。

（4）截骨准确，脸型改善明显。

手术特点表现在安全、快速恢复、减少疼痛等方面。根据个人的面部情况，选择不同的手术方式，达到理想的面部弧度。

▶ 适应人群与整形禁忌

1. 适应人群

下颌角整形适用于下颌角过于突出的个体，手术能恢复正常的下颌角形态，使脸形变为美丽的椭圆形或瓜子脸。

2. 整形禁忌

以下情况不适合进行下颌角整形：

（1）面瘫患者。

（2）瘢痕体质者。

（3）严重内科疾病患者，如患心脏病、肝炎、肾炎、肺炎等，或口腔有感染源如蛀牙、牙周炎、口腔溃疡等。

（4）女性在月经期间不宜做手术。

（5）神经损伤风险较高的个体。

（6）精神异常或审美要求不切实际者。

（7）未成年人。

▶ 手术前后的注意事项

1. 术前注意

（1）拍头颅正、侧位 X 片，以便医生准确判断去除的骨量。

（2）保持良好情绪和身体健康，预防感冒。

（3）进行全身常规检查，术前两周停止服用阿司匹林、维生素 E 等活血药物。

（4）手术前 1 日应沐浴，清洁面部，去除化妆。

（5）手术前1周禁止吸烟，术前3天禁止饮酒。

2. 术后注意

（1）手术后留院观察3～5天。

（2）手术后头面罩加压包扎5～7天，注意检查有无压坏皮肤。

（3）禁用可能加速血液循环、影响伤口愈合的补品或药品。

（4）手术后前两天吃流食，1个月内避免咬硬物，进食后漱口保持口腔清洁。

（5）3个月内不得做面部按摩，不得搓揉手术区。

（6）手术后7天拆线，拆线后可用软毛牙刷轻轻刷牙。

▶ 手术后的恢复过程

　　下颌角整形术后通常需要2～3天的住院观察，头面罩加压包扎1个星期。术后前3个月内不能进行面部按摩，尽量少触碰手术部位。前2天应食用流质食物，并避免辛辣刺激和用力咬硬的食物。术后面部会有不同程度的肿胀，在3～7天逐渐消退。手术完全消肿需要1个月左右，6个月时恢复效果最佳。

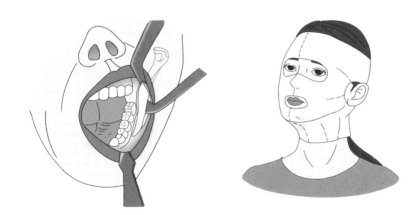

▶ 整形风险与并发症

　　尽管下颌角整形技术已经非常成熟，但仍存在一定的风险和并发症：

（1）张口困难： 通常在术后1周左右消失。

（2）**血肿**：需重新加压包扎。

（3）**感染**：应及时清除血肿，清洗和引流。

（4）**不对称**：可通过饮食调整和注射 A 型肉毒杆菌毒素改善。

（5）**神经损伤**：轻微麻木会逐渐恢复，严重损伤需医疗干预。

▶ 术后护理与失败修复

术后需要特别注意口腔清洁，保持引流管通畅，观察伤口和引流物情况。饮食上，术后 3 天内以高蛋白、高热量、少渣全流食为主，敷料拆除后改为普通软食，尽早锻炼咀嚼肌和咬合关节功能。

如果手术失败，可通过以下方法修复：

（1）**自体骨修复**：无排异风险，但需从身体其他部位取骨。

（2）**异体材料修复**：容易雕刻，效果佳，但有排异反应风险。

（3）**个性化钛板修复**：精确掌握下颌角缺失尺度，修复效果极佳，但费用较高。

下颌角整形是一项复杂但有效的美容手术，可以显著改善面部轮廓，提升美感。然而，手术也存在一定的风险，需要术前详细了解、选择经验丰富的医生，并严格遵循术后护理指导。只有这样，才能在追求美丽的道路上走得更加顺利、安全。

（赵志杰）

下颌角截骨疑问多

▶ 下颌角肥大如何矫正

下颌角肥大分为真性骨性肥大和假性肥大。

真性骨性肥大可通过下颌角肥大矫正术进行优化改善，即把下颌角骨骼部分切除，并对余下颌骨外板的边缘打磨变薄，同时根据需要祛除部分咬肌、颊脂垫。对各种严重的下颌骨宽大问题都能从根本上解决。术后效果明显，从正面看面部宽度缩窄，侧面弧度流畅，面部轮廓整体变小，视觉上形成鹅蛋脸或瓜子脸。

假性下颌角肥大常由咬肌异常增生、长期咀嚼粗纤维性食物及晚上磨牙等不良习惯造成。可通过注射瘦脸针等方式使肥大的咬肌萎缩，以达到瘦脸目的。

▶ 下颌角截骨手术后皮肤会松弛吗

其实一台成功的下颌角截骨手术，手术后的皮肤出现松垂的概率是很小的。下颌骨是一个整体的骨组织，骨膜和肌肉都是紧密相连的，截掉一小部分下颌角骨头，并不会影响组织的整体性，而且皮肤肌肉等软组织具有很强的弹性，手术恢复后会自动收紧。如果真的出现了松弛现象，其实是因为这些因素的存在：

（1）医生技术不成熟、不到位。手术中剥离的空间大、截骨的量过大，剥离范围大会造成皮肤损伤，截骨量过多造成挂不住肉，都会使皮肤松弛下垂。

（2）皮肤自然衰老的现象。随着年龄的增长，即使不做削骨手术，皮肤也会出现松弛等问题，而且皮肤的修复能力也会逐渐降低。

（3）皮肤已经失去弹性，则不建议做削骨这样的大手术。如果坚持要做，建议削骨和提升同时做，不仅可以缩小脸型，还可以收紧皮肤。

▶ 下颌角磨骨和截骨有何不同

（1）**磨骨**：这种手术适合下颌角不是很大的人群，是采用磨头将下颌角和下颌体部外层皮质骨磨除，不切除下颌角，磨掉的厚度有限，最多只有 5～6 mm。

（2）**截骨或切线截骨**：这种手术是先用球钻打孔或刻槽，然后用薄骨刀将下颌角和下颌体外板切除，保留了松质骨和内板，缩窄了下颌角的宽度，让下颌角在视觉上缩小。

（3）**长曲线下颌角整形**：采用弧形锯将下颌角作弧形截骨切除，拉大切割线与下颌槽神经的距离，侧面观改善幅度较大；同时解决咬肌肥厚的问题。整体与下巴弧度更协调。

▶ 下颌角长曲线截骨与传统下颌角手术有什么不同

传统的下颌角手术一般是单纯的将下颌突出的部位截掉，这种方式称为"一刀切"，缺少过渡缓冲，容易形成新的"二次下颌角"，其呈现的效果可能会出现下颌线不规则。

长曲线截骨则是适当延长了截骨长度，切除的骨块呈一个流畅的弧形，不管是正面，还是侧面，都会有很好的过渡，下颌骨的边缘衔接是比较平滑自然的，有效避免了二次下颌角出现。

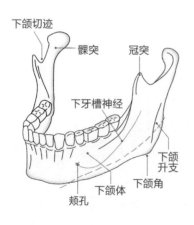

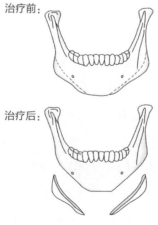

治疗前：

治疗后：

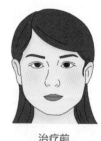

治疗前

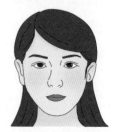

治疗后

长曲线截骨范围较大,在安全范围内可以截除较多较宽的下颌角,可以最大限度地改善脸型,术后下颌曲线柔和自然,能更好的达到缩小脸型的效果。

▶ 下颌角切得越多越好吗

经常会遇到这样问的求美者:"医生,我想要脸变得小一点,能不能将下颌角多切一些?"

下颌角手术不是想切除多少就切多少,需要综合分析设计。术前会借助头颅三维CT成像片和口腔全景 X 线成像片,分析求美者面部骨骼大小、厚度,确认神经线位置,再根据不同的面部基础来制订手术方案。

从生理功能和安全角度上来说,在下颌骨里有个重要的解剖结构——下齿槽神经血管。它在下颌骨里面,如果下颌角切除过多容易引起损伤。

从审美角度来说,切除过多的下颌角或下颌体,容易造成"马脸畸形",颏部和下颌角区衔接障碍或下颌角区遗留明显凹陷,从而使整个下颌角区域形态不美观。

▶ "按摩正骨" 能不能让脸部轮廓变小

颧骨下颌角骨骼突出,会让脸部线条整体看起来不柔和,不流畅,一般称之为"国字脸"或"大饼脸"。很多人想改善,但对磨骨手术又比较担忧,于是"按摩正骨"瘦脸开始流行。

那么按摩正骨真的可以瘦脸吗?颧骨下颌骨突出一般为骨性突出,靠日常推压按摩改善,并无任何作用。按摩可以使肌肉放松,但不会改变骨骼形状,且经常用力挤压按摩骨骼,会刺激软组织增生,形态上可能会变得更为突出,起到反作用。

目前想改善颧骨下颌骨突出,最有效的办法就是面部轮廓整形术。通过颧骨颧弓内推、下颌角切除,使脸部轮廓看起来更柔和,脸型更流畅小巧。

▶ 下颌角手术的截骨量如何确定

截骨方案要根据求美者自身下颌骨的形态,骨骼厚度大小及个人诉求的效果设计。

根据面部美学标准，考虑脸部上下宽度比例，避免下面部过窄导致不协调情况发生。

下齿槽神经血管的位置，其位置的高低对截骨量有着重要且直接的影响。如果一个人的下颌骨很大，但是拍片后神经管位置低，这时就必须遵循他的解剖神经血管的位置来截骨。

▶ 下颌角截骨手术是否需要留角

留角是指下颌角截骨手术后也能看到下颌角的"角"，如果看不到这个角，而是从耳垂下方出来的一条弧线，则被理解为"没有留角"。

实际上，下颌角截骨手术是选择留角还是不留角，由多方面的因素来决定。

1. 与求美者自身脸部基础条件有关

对于下庭比较长的人，可能需要适当留角来中和面部比例，视觉上可以起到缩短轮廓线的效果。对于下庭比较短的人，可以选择不留角，视觉上会起到延伸轮廓长度的效果，面部轮廓也会更加小巧精致。

2. 与下颌角是内收还是外翻有关

如果下颌角为内收型，正面窄，侧面方，即使手术留角，在外观上这个"角"也不会很明显。相反，下颌角若为外翻型，则不适合留角。

3. 与下颌角部位软组织的多少有关

如果下颌缘脂肪多，祛除多余的骨骼后，软组织覆盖在骨骼之上，轮廓不清晰，视觉上看不到清晰的"角"，而是弧线形的下颌线条，是看不出但可以摸到的"角"。如果脂肪少，骨性问题突出，只要不是过分内收的下颌角，术后的"角"是清晰可见的。

4. 与截骨线高低有关

如果截骨线过高，到达了耳垂位置，"角"肯定是没有了，甚至可能表现为下颌角缺失。所以在对下颌升支做截骨缩短时，需要做好截骨量的把控。

（袁　捷）

颧骨修饰方案如何选

▶ 颧骨高也有真性和假性，你分得清楚吗

假性颧骨高是由于太阳穴过度凹陷或者面颊消瘦造成的，通常为菱形脸，由于面部轮廓线条不流畅，让人看起来比较显老，整体失去了青春饱满感。

这种情况可通过注射玻尿酸或自体脂肪填充进行改善。玻尿酸注射填充的优势在于方便快捷、无恢复期、效果自然，但需要长期注射维持。而自体脂肪填充一旦脂肪成活即可长久维持效果，一般只需做1～2次调整即可。

真性颧骨高的表现有颧弓向两侧外扩，中面部宽大；颧骨向侧前方45°突出，颧骨下方凹陷；颧骨和颧弓同时突出，脸型凹凸不平等。

针对高颧骨可以通过轮廓手术改善，一般有磨削、内推等方式。具体采取哪种方法需根据求美者自身基础来制订合适的手术方案。

▶ 颧骨磨骨和截骨内推的区别在哪儿

在东方文化中，女性面部以曲线柔美、五官和谐为美。中面部过宽、颧骨过高过凸、颧弓过于外扩，都会给人以冷酷、不易亲近的感觉，并显憔悴、衰老。目前在整形外科，一般可以通过磨骨或截骨方式进行改善，以达到脸型柔和的目的。

什么是磨骨手术？磨骨手术主要针对颧骨体的外侧面，不切除骨头，只是使用专业器具将颧骨骨头外层磨薄，从而缩减骨骼厚度。一般医生多以磨骨为主，以防截骨过多无法填补。

什么是截骨内推手术？截骨内推手术是用相应的专业器具，通过口内外联合入路，将肥大的颧骨颧弓复合体两端截断，内推后进行钛钉固定，以达到整体降低缩小。采用截骨内推方式做的手术效果比较好，但手术需要有丰富临床经验的资深医生来完成。

▶ 应该如何选择颧骨磨骨和截骨内推手术

（1）**效果**：磨骨只能通过磨削部分骨面降低突度，改善效果比较有限；截骨内推可以通过内推进行整体降低缩小，改善效果较为显著。

（2）**创伤**：磨骨手术需进行广泛剥离，剥离面积较大，后期软组织附着恢复较慢，易增加下垂风险；截骨内推手术只需剥离截骨部位，剥离面积较小，后期软组织附着恢复较快，下垂概率相对较低。

（3）**风险**：颧骨颧弓本身厚度有限，采用磨骨方法容易造成断裂；而截骨内推后会进行钛钉固定，促进骨面愈合，恢复后无异常。

▶ 颧骨颧弓缩窄术

东亚人作为短头型人种，相较于西方长头型，较多表现出颧骨颧弓突出，面中部较宽。因此对于颧骨的缩窄整形早在 20 世纪 80 年代初，即有日本学者提出颧骨部分的单纯磨削术。但此类方法面中部突出部降低，颧弓外扩无改善，会导致正面看面部更加扁平宽大，同时更易面中部软组织松垂，目前已经基本淘汰。进入 20 世纪 90 年代，韩国学者提出头皮冠状切口，颧骨长条楔形截骨，颧弓根部打断，颧骨颧弓复合体整体内推，颧骨处钛、板钛钉固定的方法，同时配合面部拉皮，可以较好缩窄面中部，并防止软组织松垂。后期为避免创伤过大，且年轻患者相对软组织松垂概率较低，改用口内切开完成上述手术，也达到较好效果。

然而进入 21 世纪，更多的术后观察发现楔形截骨缩窄存在颧骨内推及上下移动骨块相对单一，面中部缩窄改善效果不稳定的情况。于是，中国和韩国学者提出了颧

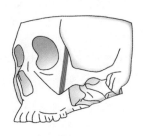
楔形截骨

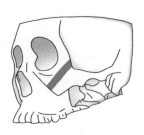
L 型长臂截骨

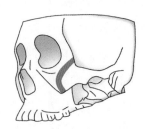
L 型长短臂截骨（C 型截骨）

骨 L 型截骨，颧弓离断，更加灵活的内推方法，可根据颧骨体情况，及求美者要求的内推程度，采用 L 型截骨线上的长臂 / 短臂截骨去除，再用钛板、钛钉在颧骨和颧弓根部都固定，可达到更加稳定，且有效降低缩窄面中部宽度的目的。

在颧骨颧弓缩窄术后，一般建议头套佩戴 3 个月（每日 10～12 小时），局部肉毒毒素针注射（避免颧弓下缘附着咬肌牵拉导致骨块移位，同时行下颌角截骨则不需要），可更好达到防止软组织下垂的效果。当然术后早期，由于颧骨内推局部肌肉肿胀，可能压迫颞颌关节头，会有 1～2 个月的张口受限，可通过局部热敷，适当进行张闭口训练，一般在 3～6 个月内可恢复正常。如有局部麻木不适，可能与局部眶下神经牵拉相关，口服神经营养药物，局部理疗，一般在术后几个月内恢复。

▶ 颧骨手术后皮肤会松弛下垂吗

颧骨过高或过宽会显得老气和刻薄，对人的颜值有较大影响，因此很多人通过颧骨手术"改头换面"。有的人做完效果好，不仅脸变小，面部也非常紧致，但也有人做完后出现了明显下垂。

发生这种情况主要有两方面因素，一是求美者本身术前皮肤已经出现下垂迹象，术后面部骨骼的支撑减少，导致皮肤更加下垂；二是在手术操作中剥离范围过大、重要的肌肉附着点有大改变、固定不牢靠等，这些都会引起软组织的松垂。

不过求美者也无须过于担心，目前颧骨手术开展已较为成熟，术后出现的并发症也愈发降低，如术前评估不适合手术，医生也会及时进行沟通疏导。

（袁　捷）

爱美者青睐的眉弓整形

近年来随着微整注射的流行，面部折叠度一词广为人知。面部折叠度是一个描述人脸骨骼结构的概念，它把人脸骨骼看作折纸，通过折叠的程度来描述脸部的大小和立体感。面部折叠度高意味着侧脸更加往里收，正面看起来脸小，侧面看则更加纵深，给人一种脸部更立体、更小的视觉效果。东方人一般面部扁平、眉弓低平概率较高，常受到扁额头、眼窝较浅、突眼球的视觉效果困扰。眼窝浅还会显得眼球突出，增加疲惫和老态。通过眉弓整形来增加面部折叠度、立体感，减轻突眼外观和提升外眼角，改善上睑松弛下垂，受到广大求美者的青睐。

▶ 眉弓的解剖学分析

眉弓的解剖结构，由浅到深包含皮肤、皮下脂肪、肌肉（眼轮匝肌、皱眉肌、额肌等面部表情肌）、骨膜、骨。皮肤内包含有眉毛毛囊，厚度较厚，是额部最为厚实的一部分皮肤；皮下脂肪通常为散在的小颗粒脂肪，厚度通常在 2 mm 左右，由于毛囊位于脂肪层内，因此难以对此层脂肪进行修剪；肌肉层主要为横向分布的眼轮匝肌眶部，通常较厚实，肌肉的深部通常有较粗大的静脉血管经过，在提眉术中此部位出血较为明显；在肌肉层的深方有深层脂肪室，是上睑和眼轮匝肌后脂肪（retro-orbicularis oculi fat，ROOF），作为眉部的深层脂肪，帮助塑造了眉毛和上睑的形态。ROOF 的容量缺失会造成眉弓低平和眉尾的下降。脂肪室深层为眶骨及其骨膜，眶骨是颅骨的一部分，为额骨的最下缘，向内与上颌骨的鼻突和鼻骨相接，向外与颧骨的额突相接。

眶骨的中央偏内侧，在眼眶下缘可以摸到一个凹陷，称之为"眶上切迹"，有眶上神经血管束从骨面上的眶上孔走出，各种操作应避免损伤此部位。眉弓周围最主要的两根血管为滑车上动脉以及眶上动脉，其是眼动脉的分支，若注射材料逆行进入会

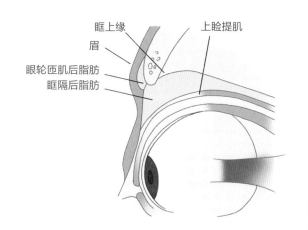

有失明风险。

▶ 眉弓的美学分析

　　眉弓，又称为"眉骨"，位于眶上缘上方的弓状隆起，在面部"三庭五眼"的分区中，承担着"承上启下"的作用。

　　眉弓分为内、中、外三段。

　　内侧段眉弓位置最低，在女性身上，内侧段一般比较秀气，和鼻梁衔接形成美丽的双"C"线弧度。中间段眉弓决定了我们眼神的深邃程度。从侧面看，中间段眉弓的最凸点和眼球的最凸点在同一垂直线或略前突，会有深邃的眼神；如果相反，就会显得眼球凸出。另外，中间段眉弓

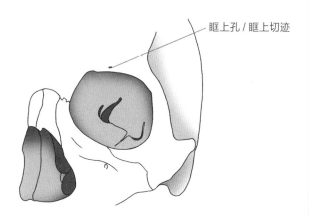

也不是越突出越好，过分突出会造成上睑凹陷，加重疲惫感。好看的眉弓外高内低，形成一个精致的倾斜角。从正面看，眉峰处的骨性眉弓是最高点，向外延伸至眉尾，从眉尾向内倾斜，眉峰—眉尾—外眼角连线形成一个优美的"钻石曲线"。从侧面45°角看，外侧眉弓轻度突出，额头—眉弓—颧骨—脸颊形成"S型 OGEE 曲线"。

▶ 哪一类人适合眉弓整形

　　（1）继发性：如甲亢突眼或先天发育因素引起的眼球明显突出者。

　　（2）先天性或者外伤后引起的额部、眉弓低平或凹陷者。

　　（3）眉眼无立体感者，眼周皮肤松弛下垂者。

▶ 眉弓整形有哪些方法

1. 假体隆眉弓

眉弓为骨性组织，假体材料硬度更接近骨性组织，是隆眉弓的理想选择。隆眉弓材料有膨体和硅胶，均是无毒无害的安全材料，手术切口常选择在眉毛中间或眉下边缘处开口，雕刻适合形态弧度的假体，然后植入假体以达到隆高效果，还可以改善眼球突的问题。术后恢复比较快，切口隐蔽，不会留下明显瘢痕。手术应注意避免损伤眶上神经血管束。

2. 自体脂肪隆眉弓

随着当代脂肪医学的发展，人体抽吸脂肪可制备成不同厚度、密度的脂肪材料应用于隆眉弓注射，由于此方法属于微创、无切口，恢复快，且是自身材料，取材方便，移植后不会产生排异、感染、过敏现象，此方法接受度更高。具体操作方法为把腹部、大腿等部位多余脂肪抽吸、分离、提纯后得到硬度较高的脂肪组织，通过针眼微孔注射到凹陷的眉弓处，达到垫眉弓的效果。脂肪隆眉弓常需要额部、颞部做过渡衔接注射，使眉弓与周围衔接自然流畅。

3. 玻尿酸填充眉弓

玻尿酸是人体组织自然存在的一种物质，通过注射的方法将玻尿酸对眉弓进行填充塑形，可以达到立体眉弓的效果，且塑形效果自然。在眉弓外侧注射于韧带增厚区，还可实现上提上睑皮肤组织，实现上睑年轻化的效果。此方法操作简单、无手术切口、无恢复期，痛苦小且手术时间短暂，仅需要10分钟的时间，故广泛流行。但由于人工材料的可吸收性，此方法为非永久性效果，需在药物吸收后重新接受治疗以实现后续效果。此方法需掌握正确的解剖结构，避免误操作注射入血管，引起局部栓塞和坏死。

综上，眉弓整形可实现改善突眼、低眉弓、上面部立体度低、眼睑皮肤轻度下垂等问题，提高面部折叠度，改善眼球突出的外观，增加眼窝的深邃度，操作中应注意不可过度过量，造成畸形的外观，同时需了解局部解剖结构，避免操作引起神经血管的并发症。

（程丽英）

拉皮手术知多少

随着年龄的逐渐增长，最让爱美女性头疼的莫过于皮肤松弛、下垂的问题了，因为这会极大影响颜值。当微创手术无法解决多余松弛的皮肤问题时，就需要拉皮手术了。拉皮手术将面部松弛的皮肤向后以及向上提紧并且切除多余的皮肤，同时将深层的筋膜层提紧，能够很好地去除面部皮肤的松弛和下垂，改善法令纹，因此又被称为"面部提紧术"。拉皮手术的切口一般多选择在发际线、耳旁，或者是耳后隐蔽处，这样不会留下明显的瘢痕，而且目前拉皮手术的发展越来越成熟，所以术后的效果一般都比较好。下面介绍几种常见的拉皮手术方式。

1. 单纯皮肤切除提紧术

拉皮术最早出现在 20 世纪初，在 20 世纪的大部分时间里，拉皮术主要涉及多余松垂皮肤切除，但往往维持效果较短。20 世纪 70 年代发生了一场技术革命，斯库格首次描述了与颈部阔肌相连的面部浅筋膜解剖，将其称之为 SMAS 层，即表浅肌腱膜系。SMAS 层在面部抗衰中扮演着至关重要的角色，因为它提供了面部的支撑、提升和连接作用，相当于面部的"支架"。在现代除皱手术中，

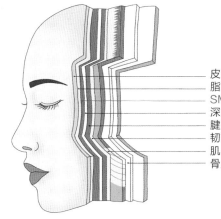

皮肤层
脂肪层
SMAS 层
深筋膜层
腱膜层
韧带层
肌肉层
骨膜层

单纯皮肤切除提紧术已逐渐被淘汰，转而代之的是对 SMAS 层的处理和悬吊。

2. SMAS 短切口切除术

贝克创造了 SMAS 切除术，该技术的一些变体可能是当今美国最常用的整容技术。在下颌骨和外眦之间的斜线上切除一条 SMAS，将移动 SMAS 被缝合到固定 SMAS 上。该术式适合 40 岁左右的中年人群，具有恢复快、并发症少、切口隐蔽等优点。

3. SMAS 折叠术

在面部瘦弱的患者中，SMAS 可以延展折叠，而不切除任何组织。 这项技术的优势在于它设计简单，可以修改以适应不同的面部形状，并且比其他技术更节省时间。另外，它还有一个理论上的额外好处，就是 SMAS 不会被破坏，但缺点是如果折叠的缝合线放得太深，可能会损伤面神经的颊支。

4. MACS 除皱提升术

由托纳尔所提出，通过在 SMAS 层表面以多个环形荷包缝合收紧 SMAS 和颧脂肪垫，并将其向上悬挂在颞深筋膜层，该术式适合 35～40 岁的青中年人群，具有恢复快、并发症少、切口隐蔽等优点。

5. 深平面除皱术 / 复合除皱术

哈姆拉描述了深平面拉皮术即复合除皱术，将 SMAS 和皮肤作为单个皮瓣一起解剖，而不是像上述技术那样独立解剖，这样的好处是，理论上皮瓣血管化更好，不易脱落。通过这项技术，可以将包括颧部组织和眼轮匝肌的上外侧提升。

6. 骨膜下除皱术

通过下睑切口外侧使用内镜辅助的骨膜下中脸提升术，其提升效果和幅度有限，但对这项技术有丰富经验的外科医生来说可能会有较好的结果。

虽然拉皮手术能让人能使人变得年轻，返老还童，但它也有着一定风险，包括术后出血、皮下血肿、长期肿胀、神经损伤等，需要有着丰富经验、熟悉面部解剖结构的资深整形外科医生来施行，具体手术方案可根据患者衰老的程度、对除皱效果的预期等综合分析后确定。患者在手术前，也需要与医生做深入全面的术前交谈：了解全面部拉皮除皱手术的大小、时间、步骤、疼痛的程度、恢复的快慢，以及可能达到的效果、可能存在的风险。

　　此外，还有一个读者可能更为关心的问题是，拉皮几年后会不会出现老得更快的现象？在此可以非常明确地回答大家，拉皮手术后是不会衰老更快的，经过手术患者的皮肤状态会变得更好，整个人也会显得非常年轻，会在一定程度上延缓患者外现衰老的速度，而不会使患者衰老得更快。比如说，现在 50 岁做拉皮手术，整体状态年轻达 45 岁，在之后时间会以正常速度衰老，在 55 岁时相对状态是在 50 岁。当然，患者本身在进行拉皮手术之后，也要依旧要做好皮肤护理，远离一切不利于皮肤的生活习惯，平时要保持良好的心态，可以达到更好的抗衰老效果。

（林晓曦　仇雅璟）

眼袋切除合并中面部提升术：成就美丽梦想

眼周区域的衰老往往由多种原因共同导致，如松弛的皮肤和肌肉、静态或动态的皱纹、眶隔脂肪假性疝出、眼周区域凹陷加重及巩膜显露、中面部软组织下垂，以及出现泪沟和鼻唇沟等。然而，传统的眼睑整形手术涉及对皮肤、肌肉或脂肪的不同程度的去除，常常伴随一些并发症，从轻微的眼部刺激到下眼睑位置异常等。这种手术忽视了对于中面部的处理，导致下睑部凹陷，使患者看起来显得更老。

因此，在总结多年的临床经验后，眼袋整形手术已经从传统的单纯进行皮肤-肌肉瓣和脂肪切除的手术发展为强调融合下眼睑-中面部提升的新形态。眼袋切除合并中面部提升手术成为一个备受关注的美容选择。下面详细介绍这一手术的相关知识，帮助您更好地了解它的原理、过程和效果。

▶ 手术简介

眼袋切除合并中面部提升手术是一种综合性的美容手术，旨在通过一次手术同时解决眼袋和中面部松弛的问题。手术过程中，医生会根据患者的具体情况，采用适当的方法去除眼袋的脂肪和松弛的皮肤，并提升中面部脂肪垫及皮肤组织，使面部轮廓更加紧致、年轻。深层脂肪组织的复位可为下眼睑提供更好的支撑，使下眼睑-中面部交界处更加自然融合，呈现更加年轻化的面容形态。

▶ 手术过程

（1）**眼袋切除**：眼袋膨出合并中面部下垂的患者一般同时伴有皮肤冗余，为了去除多余的皮肤，一般选择外切法进行手术。通过在下眼睑距睫毛根部约 1 mm 的皮肤处作切口，去除多余的脂肪和皮肤，并收紧皮肤和肌肉。

（2）**中面部提升**：通过眼袋外切的同一皮肤切口，医生会通过特定的手术技巧，使用可吸收双向倒刺线提升中面部的脂肪垫及皮肤组织，然后将其固定于适当的位置，以达到提升面部轮廓的效果。

▶ 手术风险与注意事项

虽然眼袋切除合并中面部提升手术是一种安全有效的美容手术，但仍存在一定的风险。在手术前，患者应全面了解手术的相关知识，并在专业医生的指导下进行手术和恢复。以下是一些需要注意的事项：

（1）**术前评估**：医生会对患者进行全面的术前评估，包括身体状况、手术史、过敏史等，以确保患者符合手术条件。

（2）**术中风险**：手术过程中可能出现出血、感染、神经损伤等并发症。医生会在手术过程中尽量降低这些风险，但患者仍需做好心理准备。

（3）**术后恢复**：术后患者需要遵循医生的指导进行恢复，包括饮食调整、避免剧烈运动、保持伤口干燥等。此外，患者还需定期回医院复查，以确保手术效果和患者的健康。

▶ 手术效果与维持时间

眼袋切除合并中面部提升手术的效果通常非常显著，能够明显改善眼袋和中面部皮肤松弛的问题，使面部轮廓更加紧致、年轻。手术效果的维持时间因个体差异而异，但一般来说，只要患者注意术后保养和避免不良的生活习惯，手术效果可以持续数年甚至更长时间。

眼袋切除合并中面部提升手术是一种综合性的美容手术，通过一次手术可以同时解决眼袋和中面部皮肤松弛的问题。虽然手术存在一定的风险，但只要患者选择专业的医生和医疗机构进行手术，并遵循医生的指导进行恢复和保养，就可以获得满意的手术效果。

（潘楚乔　刘　凯）

篇四

塑身手术的选择

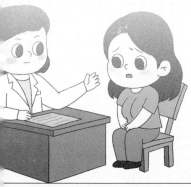

解密抽脂与脂肪填充的魔法

　　每个人的身体都有一个"油库"，那就是全身的脂肪组织。对于每天嚷着要减肥的朋友来说，这些"肥油"似乎是无用的赘肉，但实际上，脂肪是人体的重要资源。下面将深入探讨如何通过抽脂和脂肪填充手术将这些赘肉"变废为宝"，塑造理想的身形和面部轮廓。

▶ 抽脂手术的基本原理

　　抽脂手术是一种通过手术方法去除体内多余脂肪的整形手术，常用于大腿、腹部、臀部和手臂等脂肪堆积较多的部位。

1. 抽脂手术的过程

　　术前准备：在手术前，医生会对患者进行详细的体检，确保其身体状况适合手术。患者需要与医生充分沟通，了解手术的步骤、预期效果及可能的风险。

　　手术步骤：医生在抽脂部位做小切口，通过专门的吸脂设备将脂肪细胞吸出。手术过程中，医生会小心控制吸脂量，确保身体其他部位的脂肪分布均匀。

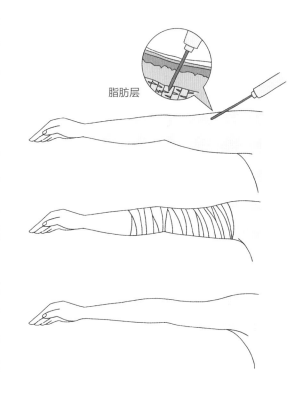

脂肪层

术后护理：术后患者需要穿戴塑身衣，以帮助身体塑形和减轻肿胀。并且，医生会根据患者的具体情况，给予相应的术后护理建议。

2. 抽脂手术的优点

局部减肥效果明显：抽脂手术能够有效去除身体局部的多余脂肪，塑造理想体型。

创伤小、恢复快：相比于传统的减肥方法，抽脂手术的创伤较小，恢复时间相对较短。

▶ 脂肪填充手术的神奇之处

脂肪填充手术是一种利用自身脂肪来填充身体或面部凹陷部位的手术。它不仅能转移身体多余的脂肪，还能用于软组织轮廓修复或美化。

1. 脂肪填充手术的过程

脂肪提取与处理：从身体某些部位（如腹部或大腿）抽取脂肪后，经过离心、过滤等处理步骤，获得纯净的脂肪细胞。

脂肪注射：将处理后的脂肪细胞注射到需要填充的部位，如面部、胸部或臀部等。医生会根据具体情况，选择颗粒脂肪、纳米脂肪或脂肪胶等不同形态的脂肪，以达到最佳效果。

2. 脂肪填充手术的优点

天然材料：自体脂肪是人体自身的组织，不会引起排异反应，填充效果自然且持久。

多功能性：脂肪填充不仅能增加体积，还能改善皮肤质地、淡化色斑和细小皱纹。

双重效果：通过抽脂去除多余脂肪，再进行脂肪填充，实现局部减肥和塑形的双重效果。

皮肤年轻化：脂肪中含有丰富的干细胞，可以促进皮肤再生，使皮肤更加紧致、光滑。

多种形态选择：脂肪经过处理后可以制成颗粒脂肪、纳米脂肪、脂肪胶等不同形态，针对不同部位选择不同形态，以达到更好的效果。

▶ 抽脂与脂肪填充手术的注意事项

1. 选择正规机构和专业医生

确保手术在合格的医疗机构由专业的医生进行，避免不必要的风险。医生的经验和技术水平直接影响手术的效果和安全性。

2. 术前详细咨询和检查

与医生充分沟通，了解手术的具体步骤、预期效果及可能的风险。进行必要的体检，确保身体状况适合手术。

3. 术后护理

严格按照医生的建议进行术后护理，避免感染和并发症的发生。术后护理包括穿戴塑身衣、适度休息、避免剧烈运动等。

▶ 抽脂与脂肪填充手术的风险

尽管抽脂和脂肪填充手术能够带来显著的外貌改善，但也存在一定的风险和不良反应。

1. 手术风险

麻醉风险：手术需要全身或局部麻醉，存在一定的麻醉风险。

手术并发症：包括感染、出血、脂肪栓塞等。术后需要密切观察身体状况，及时处理异常情况。

2. 术后不良反应

肿胀和疼痛：术后可能出现局部肿胀和疼痛，一般会在几天内逐渐减轻。

脂肪吸收：注射的脂肪细胞可能部分被身体吸收，导致填充效果不稳定。通常需要多次手术才能达到理想效果。

3. 心理影响

期望管理：对手术效果的期望过高或术后不满意，可能导致心理上的失落或抑郁，要与医生充分沟通，保持理性和现实的期望是非常重要的。

抽脂和脂肪填充手术作为一种整形美容手段，能够有效帮助人们改善体型和外貌。然而，手术前务必要充分了解其原理、优势、注意事项以及可能的风险。选择正规的医疗机构和专业的医生进行手术，并保持理性和现实的期望，是确保手术成功和安全的关键。

（王一凯　刘　凯）

同样做脂肪填充，为什么她的效果比我好

脂肪填充是现在很流行的美容手术之一。不仅可以改善面部的轮廓，让面部年轻化，还可以解决瘢痕色素等问题。对一些特殊的先天畸形，比如半面萎缩，这是首选的治疗手段。然而在这项医美技术日趋成熟的今天，人们对脂肪填充的顾虑还是比较多，主要有以下几种：

第一种是怕填多了，变成"馒化脸"——这是常见的一个后遗症，其实还是比较好预防的。只要是技术经验比较到位的资深医生，在填充的过程中把握好尺度，一般不会发生。

第二种则相反，是怕填了没效果——手术做了，罪也受了，最后填了个"寂寞"。

▶ 为什么有些人手术效果更好

即便是同一个医生，给不同的人做手术，也可能出现给 A 做的效果很好，但给 B 做了效果不佳，这是怎么回事呢？这就要从脂肪移植的原理说起：脂肪移植是一种组织移植，但它并不是简单地把脂肪从一个地方搬到另外一个地方，我们移植的脂肪是经过打碎以后用抽脂管抽出来的，俗称"颗粒脂肪"。这些颗粒脂肪和它原始的组织状态是不一样的，你可以把它想象成一些分散的细胞。所以脂肪移植是一种细胞的移植，移植的过程就像播种，颗粒脂肪里面含有脂肪的种子，我们把它从人体脂肪多的地方收集起来，播撒到需要填充脂肪的地方。

说到这里，大家可能就开始理解了，为什么不同的人做脂肪填充，效果差别会很

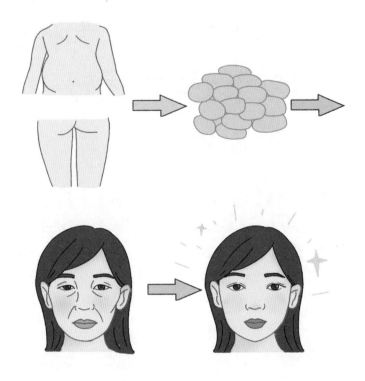

大——因为播种并不一定都有收获，一粒种子播下去以后生长得怎么样，跟土壤、阳光、水分等后期的环境因素关系很大。脂肪也是这样的，我们移植的脂肪里面含有脂肪的前体细胞以及干细胞，它们在合适的条件下才能够再生出脂肪组织。而这种再生的过程，需要一定的"肥料"，这个"肥料"和我们长胖所需要的原料其实是一样的，就是我们人体摄入的多余的热量。人长胖的过程其实就是脂肪细胞把人体过剩的能量转化成脂滴储存在体内的过程。

吸脂手术的原理是通过仪器把一部分脂肪吸走，减少脂肪细胞的数量；而我们日常生活中的节食、减肥药等则主要是缩小脂肪细胞的体积。因此，对比节食、药物等方法，吸脂手术的反弹率是相对比较低的，那为什么有些人还会出现反弹呢？因为吸脂手术并不是把所有的脂肪都吸走，当人体摄入过多的热量，消耗不完的热量就会转化成脂肪液，从而使脂肪细胞变大，脂肪层就会变厚，但增加的幅度会小于未抽吸部位。所以做完吸脂还是要注意饮食管理，以及适当运动，保持健康的生活习惯。

▶ 如何提高手术效果

那么在脂肪移植以后，我们怎么样才可以促进脂肪再生，提高手术效果呢？这就需要在术后的一段时期内对饮食和生活进行控制。这里的控制并不是减肥，恰恰相反是增肥。首先你不能饿肚子，不能让机体处在一种饥饿消耗的状态。其次不要做有氧运动，因为有氧运动会消耗人体脂肪，在这样的状态下脂肪的再生就变得比较困难。此外，要特别提醒大家注意的是，很多求美者在日常生活中并没有吃碳水的习惯，有的人只吃菜不吃饭，甚至进行所谓的生酮饮食。在这样的饮食结构下，即使你不饿肚子也很难再生出脂肪，因为缺乏脂肪再生所需的原料——碳水化合物。所以那些只爱吃菜不爱吃饭的求美者，在做完脂肪填充以后，一定要把主食吃起来，而且要吃足够的量。

▶ 医生技术很重要

看到这里可能有人会有疑问：既然脂肪填充的效果个体差异这么大，那么是不是医生的技术不重要呢？当然不是，正因为脂肪填充的效果具有一定的不可控性，医生的技术才显得更为重要。因为必须对脂肪进行正确且精准的处理，才能有效达到术后理想效果的呈现。抽吸出来的颗粒脂肪里面含有大量的水分和杂质，正确精准的处理可以把这些水分和杂质尽量的减少，将脂肪浓缩，不但可以提高脂肪移植的效率，还可以减少并发症的发生。一个成熟有经验的医生，既能杜绝过量填充的"馒化脸"，又能保证填充的手术效果。当然，良好手术效果不可或缺的前提，还是要遵循医生的术后饮食和生活指导。

（李　华　袁　捷）

黄金微雕与普通吸脂的
科普解析

在当今追求健康与美丽的时代，塑身技术成为许多人关注的焦点。其中，黄金微雕与普通吸脂作为两种常见的减脂塑形手段，各自拥有独特的特点和优势。下面将为您详细解析这两种技术的区别，帮助您在选择时更加明智。

▶ 技术原理与操作方式

黄金微雕，全称"射频溶脂紧肤精微雕塑手术"，是一种集吸脂、除皱、紧肤、塑形于一体的先进治疗技术。它主要利用双极射频电流进行操作，通过正负电极间的

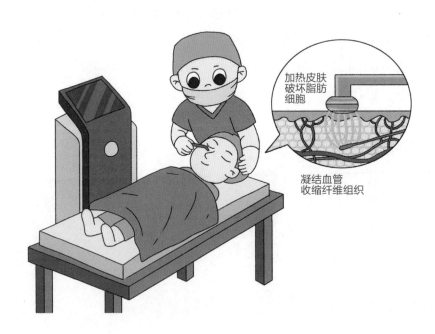

加热皮肤
破坏脂肪
细胞

凝结血管
收缩纤维组织

电流流动，对皮下脂肪进行加热、液化和破坏，同时促进胶原蛋白的重组和皮肤纤维层的收缩，达到减脂与紧肤的双重效果。在黄金微雕手术过程中，医生会使用名为Bodytite 的专用仪器，该仪器已获得国际 ISO 认证、CE 认证及中国 CFDA 认证，确保了治疗的安全性和有效性。

普通吸脂则主要依赖于负压吸引原理，通过皮肤上的小切口，将特制的吸脂管插入皮下脂肪层，利用负压将堆积的脂肪组织吸出体外。这种方法主要关注于脂肪的移除，但对皮肤的紧致度提升作用有限。

▶ 塑形效果与皮肤紧致度

黄金微雕在吸脂的同时，能够刺激皮下脂肪的分解和燃烧，并通过射频作用促进皮肤紧致。

（1）脂肪细胞被"特殊处理"：使用专利技术，通过双极射频电流加热皮肤，该电流从内部电极流向外部电极，精确利用射频能量"特殊处理"脂肪细胞，将脂肪融化并抽出。

（2）刺激胶原蛋白产生、紧致皮肤：对治疗的靶组织进行选择性的加热、液化和处理，刺激皮肤纤维组织及胶原蛋白的产生，使真皮层、皮下筋膜层、膈膜层三维收缩，实现面部年轻化和身体塑形。因此，黄金微雕更适合用于面部雕塑、颈部雕塑以及对身体局部小范围的精细雕塑。

普通吸脂虽然能去除多余的脂肪，但往往无法完全塑造体型状态，对于吸脂后可能出现的皮肤松弛问题改善有限。它更适合用于大面积脂肪堆积的部位，如大腿、腰部和腹部等。

▶ 恢复时间与创伤程度

黄金微雕手术创伤小，出血少，术后恢复平稳且较快。由于它采用微创治疗方式，只在皮肤上留下几个微小的针孔，因此恢复期相对较短，患者可以更快地恢复到正常的生活和工作状态。

普通吸脂手术需要在皮肤上做切口，对皮肤的创伤性相对较大。术后可能会出现肿胀、淤血等不适症状，需要较长的时间来恢复。因此，患者在选择时需充分考虑自身的恢复能力和时间安排。

▶ 费用与适用人群

黄金微雕由于治疗效果好、操作复杂度高，因此费用通常比普通吸脂要高。黄金微雕一般更适合那些对塑形效果有较高要求，希望同时改善皮肤松弛问题的求美者。而普通吸脂则更适合那些需要大面积减脂的人群。

综上所述，黄金微雕与普通吸脂在技术原理、塑形效果、恢复时间、费用和适用人群等方面都存在明显的区别。患者在选择时应根据自身需求和医生建议进行综合考虑。无论选择哪种方式，都应选择正规的医疗机构和专业的医生进行操作，以确保治疗的安全性和有效性。同时，术后应遵医嘱做好护理工作，以促进恢复并达到理想的塑形效果。

（袁　捷　金奚佳）

产后腹部松弛怎么办

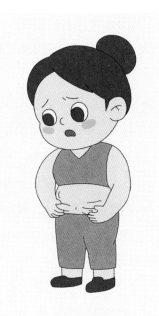

36 岁的缪女士是一位有着 2 个孩子的母亲。但随着孩子的出生，随之而来的是松弛的肚皮。每次缪妈妈看着自己的肚皮松松垮垮，并且一用力肚皮还会膨隆，原来的腰线也不见了，堆积着脂肪，非常不美观。这让缪女士十分郁闷，平时不愿意穿紧身的衣服，而是用宽松的衣服来掩饰。

通常，在怀孕的过程中，随着子宫内的胎儿不断成长，子宫顶着腹部肌肉、腱膜和皮肤不断地扩张。尤其是遇到大体重胎儿、双胎甚至多胎，整个腹部的压力很高，会出现肚脐凸起，腹壁从内到外的肌肉、腱膜和皮肤过度扩张从而造成损伤，严重的皮肤拉伸甚至会导致一条条明显的妊娠纹。而胎儿分娩后，部分过度拉伸的肌肉、腱膜和皮肤依然无法充分恢复，过多的皮肤堆积，导致出现了腹部皮肤明显松弛，皮肤上很多妊娠纹，还有腹直肌分离形成的腹部膨隆，严重影响生活质量。

▶ 什么是腹壁松弛

腹壁从外到内有腹部皮肤、皮肤下脂肪、肌肉筋膜、腹膜等多层。经历过怀孕的女性，大多有腹部皮肤弹性下降导致的松弛，皮肤下脂肪的堆积导致轮廓的变形、脂肪过多导致的下垂。

正常的腹壁肌肉腱膜系统就如一张弹性很好的弹力网，把腹部器官包裹着以免膨出。而产后受损的腹壁肌肉腱膜相对比较松弛、薄弱，扛不住腹部的压力就传导到外层的皮肤和皮下组织，表现为腹部的膨隆，在咳嗽和大笑的时候特别明显。在腹壁肌肉腱膜系统中，腹直肌是突出受到影响的腹肌。妊娠、分娩将导致宝妈腹壁中原来平行排列的腹直肌从中线向两侧分开，当分离的距离大于 2 cm 时，称为"腹直肌分离"。近年来大家越来越认识到，腹直肌分离除了影响美观，还容易导致躯体姿态异常等其他功能障碍，比如下腰部的疼痛。

▶ 腹壁松弛的分度

目前，临床对腹壁松弛的分度研究还不够深入，无统一明确的腹壁松弛的分度。下列的分度仅作为参考。

轻度：主要是腹部脂肪的堆积，可伴有腹直肌的分离；

中度：皮肤松弛，腹部脂肪的明显堆积，有腹直肌的分离；

重度：严重的皮肤松弛，表现为"围裙样"下垂于下腹部，可伴有皮肤湿疹等，腰部和腹部脂肪堆积，腹直肌的分离明显，腹部膨隆。

▶ 如何早期预防

近年来，大家逐渐认识到怀孕和分娩后，为了保持腹部肌肉-皮下脂肪-皮肤组织的弹性，还是可以做一些预防的。

在怀孕中晚期，不少孕妇担心穿着的衣服压迫胎儿，平时就穿特别宽松的睡衣，结果导致胎儿、子宫的重量都直接由腹部组织来承担，久而久之腹部组织就会过度拉伸。因此，在怀孕后期，可以适当穿能部分承托下腹部的裤子，能部分减轻腹部皮肤的压力。

在怀孕期间，有些孕妇担心活动影响胎儿，平时大多安静地躺着"养胎"。我们都知道肌肉大多是越锻炼越强，越休息越弱。长期的"养胎"休养导致腹部肌肉缺乏锻炼从而加重肌肉的薄弱。因此，孕妇应该抛弃传统的过度休养，进行适度的活动锻炼。

在分娩后，宝妈早期进行腹部核心肌群的锻炼，能有效的降低腹直肌分离的发生率。腹部核心肌群的锻炼动作包括卷腹、平板支撑、仰卧抬腿等。借助核心肌群运动，可以减少腹部脂肪、改善形态。

▶ 如何挽救松弛的肚皮

一般来说，产后一年内肚皮都会慢慢回缩修复。而一年后，松弛的肚皮基本上就稳定了。对于无法恢复的松弛肚皮，可能锻炼也改善不了多少，这部分患者就只能考虑腹壁整形术。

腹壁整形术是整形外科常见也是较大的美容手术，其通过脂肪抽吸和多余皮肤切除来重新塑造腹壁轮廓。同时，对于伴有腹直肌分离的患者，在手术之中会同时进行腹直肌折叠的修补缝合。

▶ 谁是腹壁整形的合适人群

分娩后经过 1 年的锻炼或康复保守治疗后，如果还有下列情况的宝妈可以选择腹壁整形的手术治疗：① 腹部皮肤明显松弛，甚至皮肤悬挂，多余皮肤之间有瘙痒、湿疹等皮肤问题者；② 腹部外形明显改变，腰部和腹部脂肪堆积；③ 腹直肌分离，导致腹部膨隆，呈现青蛙型腹部；④ 剖宫产瘢痕明显，瘢痕局部粘连，瘢痕卡压导致瘢痕上方皮肤松弛明显。

此外，有再次生育计划、分娩后体重还没有稳定的人群，则建议最后一次生育后或体重稳定后再手术；对于合并有高血压和糖尿病的患者，会建议控制好血压或血糖后，再考虑手术。因为腰腹部脂肪抽吸联合皮肤切除的手术方式通常需要 4～5 个小时。

▶ 腹壁整形术后注意事项

弯曲：在手术后早期，由于腹部皮肤相对紧，患者术后 1～2 周内最好走路时略弯腰，不直立，而在卧床时保持髋部关节屈曲，减少腹部的张力。

减压：术后 3 个月的饮食注意多吃蔬菜，少吃辛辣，以免便秘导致腹部压力增大，影响折叠的肌肉。并且，少做剧烈运动，利于肌肉的恢复。

塑形：术后 2 周内使用腹带联合棉垫进行加压，一是可以减少腹腔内容物对腹壁组织的压力，二是能将脂肪抽吸后的皮肤紧贴腹壁，减少术后的血肿，三是能对术后水肿的腹壁组织塑形，让腹壁皮肤更加平整。在 2 周～3 个月内，则可以把腹带更换为塑身衣，压力更加均匀。

抗疤：腹壁整形后，腹部瘢痕较长。切口的长度和腹壁松弛程度相关，为了去除更多的松弛肚皮，下腹部相应有更长的切口。当然切口都会尽量设计在下腹部的"比基尼"区域，隐蔽但是存在。大部分患者的术后瘢痕都是平的一条细线，并从红色逐渐变成白色。有部分患者的瘢痕在术后早期就开始隆起，质地略硬，这就往往有瘢痕增生的倾向，对于这类患者，建议早期复查进行药物抗瘢痕治疗。

对于宝妈来说，每次怀孕到分娩都是难忘的经历。产后的肚皮松弛除了影响宝妈的腹部外形，也会影响身心健康。早期的预防、必要时的手术干预能改善肚皮的外形，提高生活满意度。

（周仁鹏　王丹茹）

减重后的紧致美肤之路

随着越来越多的人通过减肥手术或其他方法成功减重，皮肤松弛问题也日益凸显。皮肤松弛不仅影响美观，更可能对生活质量造成负面影响。腹壁整形手术在这方面发挥着重要作用，帮助人们重获紧致光滑的皮肤。下面将详细介绍皮肤松弛的原因、腹壁整形手术的适应证、手术类型、过程及术后恢复等内容，旨在帮助大家全面了解这一手术并做出合理的选择。

▶ 为什么减重后皮肤会松弛

首先来说说，为什么好不容易瘦下来了，皮肤反而"松"了呢？其实，皮肤就像一块弹性面料，它有一定的弹性，但如果你长时间把它拉得太紧（比如在你体重增加时），它的弹性纤维就会被拉得疲劳。当你突然瘦下来，皮肤就跟不上你的变化了，于是就松弛了下来。

尤其是那些减重幅度比较大的人们，皮肤松弛的情况可能会更明显，像肚子、大腿、手臂这些部位，简直成了松弛的"重灾区"。

▶ 哪些部位最容易松弛，怎么整形

哪些部位是皮肤松弛的"重灾区"呢？

1. 腹部皮肤松弛：腹部整形来帮忙

腹部往往是减重后最容易松弛的部位之一，尤其是对那些减重幅度大或者产后妈妈们来说，腹部皮肤的松弛简直就是个"大麻烦"。腹部整形手术（也叫腹部拉皮术）可以有效去除多余的皮肤和脂肪，同时收紧你的腹部肌肉，让你重新拥有平坦紧致的小腹。

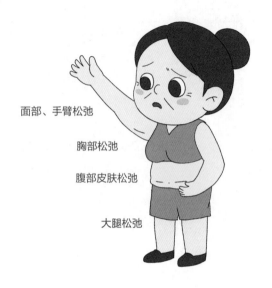

面部、手臂松弛

胸部松弛

腹部皮肤松弛

大腿松弛

2. 胸部松弛：胸部提升术可解围

减重后，你可能会发现胸部也开始"往下掉"，这让人很是困扰。胸部提升术（乳房上提术）就是专门为解决这个问题而设计的。它可以通过重新定位松弛的皮肤和组织，让你的胸部重新坚挺起来，恢复美丽的轮廓。

3. 面部、手臂、大腿松弛：全身紧致不是梦

减重后的面部、手臂和大腿皮肤松弛也很常见。面部拉皮手术可以帮你提升面部肌肤，消除松弛和细纹，让你看起来更加年轻。手臂提升手术是专门针对"蝴蝶袖"（手臂下垂的皮肤），让手臂重新紧致有型。而大腿提升手术则可以重塑大腿线条，告别松弛，获得紧致的美腿。

▶ 手术前的评估和准备

手术前的评估和准备是至关重要的环节。医生会进行全面的体检和心理评估，以确保患者的身体状况和心理状态都适合接受手术。这包括检查患者的心肺功能、血压等重要指标，同时评估患者的心理健康状况，以确保其能够应对手术过程和术后恢复。生活方式的调整也是必要的，患者应在术前保持健康的饮食和适度的运动，增强体质，提高免疫力。此外，戒烟限酒和保持良好的作息习惯也有助于提高手术成功率和术后恢复效果。

那么，腹壁整形手术分哪些类型，患者又该如何选择适合自己的手术方式呢？

1. 单纯脂肪抽吸术

适用于脂肪较多但皮肤弹性较好的患者，通过抽吸多余脂肪来改善体形。这种手术通常创伤较小，恢复时间较短，适合那些希望通过减脂来塑造更好体形的

患者。

2. 腹部皮瓣整形术

适用于皮肤松弛严重的患者，通过切除多余皮肤和脂肪，拉紧腹部皮肤，使其恢复紧致。这种手术不仅能显著改善皮肤松弛问题，还能对腹部外观进行整体优化。手术过程中，医生会重建肚脐位置，使其看起来自然美观。此外，通过腹直肌折叠，形成更加明显的腰线和腹部正中的自然凹陷，塑造出更年轻化的体表轮廓。腹部皮瓣整形术特别适合那些经历了大幅度减重的患者，术后效果明显，可以帮助他们重拾自信，展现更美的体态。

3. 脂肪抽吸联合腹部皮瓣整形术

适用于既有多余脂肪又皮肤松弛的患者，综合使用脂肪抽吸和皮瓣整形两种手术方法，效果更佳。这种综合手术方法能够同时减少脂肪和紧致皮肤，提供更全面的体形改善效果。

4. 身体其他部位可能的整形

对于其他部位的皮肤松弛，如上臂和大腿，也可以进行相应的整形手术，具体方法和腹壁整形类似。比如上臂皮肤松弛可以通过上臂提升手术改善，而大腿皮肤松弛则可以通过大腿提升手术来解决。这些手术可以帮助患者在各个部位实现更加紧致的皮肤和更美的体形。

▶ 手术过程和注意事项

在进行腹壁整形手术前，患者需接受全面的体检和心理评估，以确保身体和心理状态均适合手术。此外，调整生活方式也是关键，术前应保持健康饮食和适度运动。在手术过程中，医生会在全身麻醉下，根据术前与患者的沟通结果，选择合适的手术方法，例如脂肪抽吸或皮瓣整形。手术后，患者需严格遵循医生的护理建议，包括按时换药、保持伤口清洁、饮食控制和适度运动等。避免剧烈运动和不健康饮食尤为重要。术后恢复期一般为几周到几个月，具体时间因人而异，患者应耐心配合医生的指导，确保恢复顺利。

腹壁整形手术虽然能够显著改善皮肤松弛问题，但也可能伴随一些并发症。常见的并发症包括感染、血肿、瘢痕增生、皮肤麻木和术区液体积聚等。感染通常表现为伤口红肿、发热和疼痛，应及时就医，可能需要抗生素治疗。血肿是术后皮下积血，需要医生通过引流或其他方法处理。瘢痕增生可能需要后期的激光或药物治疗来改善。患者应密切观察术后情况，如发现异常，应立即就医，以确保及时采取有效的治疗措施，最大程度上减少并发症对恢复过程的影响。另外，保持良好的术后护理习惯，如按时换药和避免剧烈活动，有助于预防并发症的发生。

▶ 术后生活方式的改变

术后，患者应采取健康的生活方式来维持手术效果。合理饮食和定期运动是关键，避免高热量、高糖分的食物，保持均衡的营养摄入。同时，定期进行适度的锻炼有助于保持体重和提高身体健康水平。此外，保持心理健康也至关重要，可以通过冥想、社交活动等方式减轻压力。为了预防术后复发，患者应避免体重再次大幅波动。坚持健康的生活习惯，既能保持术后效果，也能提高整体生活质量。

▶ 健康减重和皮肤保养小妙招

除了整形手术，平时的皮肤保养和健康减重方法同样重要。以下是一些小妙招：

1. 减重别太快，给皮肤"喘口气"

快速减重虽然看起来效果明显，但却容易让皮肤松弛。建议通过科学的饮食和运动，逐步减轻体重，让皮肤有时间适应你的新体型。

2. 日常皮肤保养不能少

平时要多给皮肤做按摩，使用紧致类护肤品，保持皮肤的弹性和健康。多喝水，补充足够的胶原蛋白和维生素，也能帮助皮肤更好地保持紧致。

随着科技的发展，整形外科的技术也在不断进步。像微整形和激光治疗，这些新技术让皮肤松弛的整形治疗更加高效、安全。未来的整形手术将更加个性化和智能化，为你提供最适合的治疗方案，让你术后恢复得更快、更好。

总的来说，皮肤松弛较轻的患者可以试行保守治疗（如饮食管理和中医治疗）。而松弛严重且影响生活质量的患者，建议您找到经验丰富的医生进行咨询沟通，并选择适合自己的治疗方法。

（郭　兵　张国佑　戴心怡　倪　涛）

腹直肌分离，是谁惹的祸

腹直肌是人体腹部重要的肌肉之一，位于腹部正中线，具有维持躯干稳定和支撑内脏的重要作用。腹直肌分离是指腹直肌两侧发生分离，造成腹部腹壁松弛和腹部凸出的状况。腹直肌分离通常发生在怀孕、肥胖和快速增肥等情况下，给患者带来较大的生活负担和心理压力。接下来我们将讲解腹直肌分离，介绍其原因、临床表现、诊断、预防和治疗方法。

白线（肌腱）

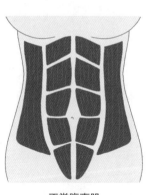 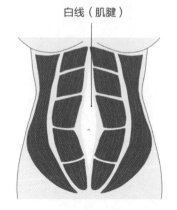

正常腹直肌　　　　　　　　腹直肌分离

▶ 发生腹直肌分离的原因

怀孕和生育：怀孕会使腹部肌肉受到拉伸，特别是在孕晚期，子宫会逐渐增大压迫腹直肌，导致腹直肌分离。特别是多胞胎怀孕的女性机会更大。同时，分娩是造成腹直肌分离的主要原因之一。在顺产过程中，腹部肌肉会受到极大的拉伸，从而导致腹直肌分离。

肥胖：长期肥胖会使腹部肌肉负担过重，逐渐导致腹部肌肉松弛和腹直肌分离。快速增肥会使腹部肌肉逐渐失去张力，导致腹直肌分离的发生。

锻炼不当：长期做错误的腹部训练动作或者力量训练过大，也有可能导致腹直肌分离。

遗传因素：遗传的原因也会导致腹部肌肉张力不足，增加腹直肌分离的风险。

以上是造成腹直肌分离的一些主要原因，因此在平时的生活中，应当注意保持适当的体重、合理的运动方式和正确的腹部训练方法，以预防腹直肌分离的发生。

▶ 腹直肌分离的临床表现

腹部凸出：患者腹部中央处出现明显隆起，形成"肚脐凸起"的症状。

腹部松弛：腹部肌肉张力下降，腹壁松弛，可见肚子变松软，触摸时有弹性。

腹部疼痛：腹直肌分离可能会造成腹部剧痛，尤其是在运动或咳嗽时。

腰背疼痛：由于腹肌减弱，导致腰部肌肉过度使用，引起腰背疼痛。

腹部功能障碍：腹部肌肉张力不足，可能导致腰椎间盘突出和腰椎侧弯，出现排便困难等症状。

以上是腹直肌分离的主要临床表现，如果出现上述症状，建议及时就医进行确诊和治疗。

▶ 诊断腹直肌分离

腹直肌分离的诊断通常是通过体格检查和医学影像学检查进行确认。

体格检查：医生会通过触诊、观察判断腹部肌肉是否存在分离情况，包括观察腹部形状、触摸腹部肌肉张力等。

医学影像学检查：医生通常会采用 B 超、CT 或者 MRI 等医学影像学方法，直接观察腹部肌肉的情况，确诊腹直肌分离的具体程度。

通过以上的检查方法，可以准确诊断腹直肌分离的情况，为下一步的治疗提供重要的依据。

▶ 腹直肌分离的预防

合理的运动：选择适当的运动方式，避免长时间或者过度的腹部训练，注意腹肌训练的标准动作和频率，逐渐增加运动强度。

控制体重：注意饮食结构，避免快速增肥，体重控制在一个合适的范围内。

怀孕保健：怀孕期间，保持适当的体重增加速度，选择适当的孕妇体操和瑜伽等运动方式，加强腹部肌肉的训练。

注意姿势：避免长时间保持弯腰、弯曲腰部等不良姿势，减少对腹部肌肉的不良影响。

保持健康的生活方式：避免疲劳、精神压力等不良因素，保持良好的生活习惯，将有助于维持腹部肌肉的稳定性。

通过以上一些预防措施，可以有效减少腹直肌分离的发生，保护腹部肌肉的完整性。

▶ 腹直肌分离的治疗

保守治疗：对于轻度的腹直肌分离，可以采取适当的保守治疗方法，包括加强腹部肌肉的锻炼，采取正确的姿势和体位，避免过度用力和重复性拉伸腹部肌肉。

物理治疗：通过物理疗法，包括按摩、理疗、热敷等方法，帮助患者减轻腹部疼痛和松弛的症状，促进腹部肌肉的修复和恢复。

手术治疗：对于严重的腹直肌分离，特别是伴随功能障碍、疼痛明显且无法缓解的情况，可能需要进行手术治疗。手术方式包括腹直肌复位缝合术、腹直肌整形术等方法，通过手术修复腹部肌肉的分离情况。

（周仁鹏　王丹茹）

乳房下垂，您中招了吗

乳房下垂是个常见问题，通常由怀孕哺乳、体重变化、年纪增大以及发育畸形等因素引起。乳房下垂的发生机制是多方面的，除了先天畸形，大多可以被归纳为扩张和老化相互作用的结果。体重改变、妊娠哺乳、假体隆乳都会导致乳房软组织的变化，伴随着乳房韧带、筋膜和皮肤组织的整体改变，这些改变的本质是组织扩张。支撑结构如乳腺悬韧带（Cooper 韧带）和乳房浅、深筋膜失去其本身的弹性，皮肤组织变得菲薄且容易拉伸。这样，在长期重力的作用下，乳房就会逐渐下垂。而随着年纪增长发生的老化会进一步加重这些改变。同时，年龄增长会伴随着软组织的流失，乳房内软组织萎缩，最终会变得干瘪下垂缺乏美感。

▶ 乳房下垂的分型

按照下垂的程度，乳房下垂分为轻度、中度和重度。它是以乳房下皱襞作为参考线进行的严重程度分级。乳房下皱襞是乳房下半部与胸壁间的交界线，呈一弧形曲线，它是乳房的下界。但是当发生乳房下垂时，乳房组织会向下越过下皱襞。轻度的乳房下垂指乳头位于乳房下皱襞下 1 cm 以内；中度下垂时乳头位于乳房下皱襞以下 1～3 cm，且仍在乳房最低点以上；重度下垂时乳头位于乳房下皱襞以下 3 cm 以上，且为乳房的最低点。另外，还有一类特殊类型的乳房下垂，叫做"假性乳房下垂"，它是指乳头位于乳房下皱襞以上，但是大部分乳腺组织位于乳房的下极，呈现独特的下垂外观。

▶ 乳房下垂的治疗

乳房下垂普遍包含两个问题：一个是乳房腺体组织缺乏，另一个是乳房被覆的皮

双环法

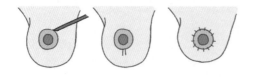

棒棒糖法

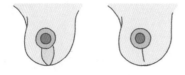

倒 T 技术

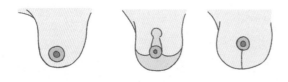

肤过多。对于前一个问题，会有两种截然不同的解决方法，第一种是补充乳房的组织量，常规是应用假体，就是在乳房提升手术的同时放置假体；第二种是不增加乳房的腺体组织，单纯进行乳房提升手术。这两种解决方案选择的根本还是取决于患者的需求，如果患者对自己乳房的大小不满意，希望增大乳房，那么应该选择第一种；反之，如果不希望改变乳房的大小，那么应该选择第二种方案。而第二个问题，即乳房被覆的皮肤过多，则要通过切除多余的皮肤来解决。

　　乳房下垂的治疗核心是根据下垂程度、乳房大小等因素选择合适的手术方案。目前的手术分类是根据手术切口的形态进行的概括性分类。大致可以分为环乳晕技术，也就是俗称的"双环法或双圈法"；垂直短瘢痕技术，又被通俗地称作"棒棒糖法"；以及倒 T 技术。这种分类方法满足了直观的理解，但是并不能很好地反映实际的术式，因为在同一个切口下，含有多种不同的技术，它超出了根据切口来进行分类的范畴。

　　双环法最适合轻中度乳房下垂且乳房组织量充足坚实的患者。其最大的优势是切口位于乳房皮肤和乳晕皮肤的交界处，术后瘢痕更隐蔽。它的缺点有 3 个：一是难以精确评估皮肤切除量且乳头向上移位常常不够充分；二是环乳晕的褶皱形成以及术后瘢痕可能增宽；三是会降低乳房突出度，可能导致乳房扁平。棒棒糖法适合从轻度至重度的大部分乳房下垂，它的应用范围更广，术后获得的乳房形态也更好，它的缺点为相比双环法增加了一条垂直切口，另外在皮肤赘余非常多的情况下，它不能很好地去除乳房垂直方向上多余的皮肤。棒棒糖法切口在实际中应用最多，而且有各种改良术式。倒 T 技术适合存在大量多余皮肤和中等量乳腺组织的中重度乳房下垂患者。优点是能够切除所有多余的皮肤，缺点一是手术切口长，瘢痕明显，二是因为乳房组织本身没有进行塑形，张力都靠皮肤支撑，远期乳房下垂有可能复发。

手术的方法能够使患者恢复紧实挺拔的乳房外形，但也常常会有患者来问，有没有一种不做手术，比较简单的方法吗？当然也"存在"这样保守的方法，又简单，又方便，还不用手术，唯一的缺点就是：没有效果。

（王庭亮）

副乳是因为胖吗

　　人类属于哺乳动物，乳房是哺乳动物的重要标志，还是幼年时期食物的主要来源。但和大部分哺乳动物不同，人类的乳房只有一对，位置也偏上。也许有人会问，为什么"喵星""汪星"成员的乳房数量那么多，但人类只有一对乳房？

▶ 哺乳动物的"1/2 法则"

　　同样的哺乳动物，乳房数量却各不相同。大多数哺乳动物的乳房数量从 2 个到 18 个不等（除了弗吉尼亚负鼠有 13 个）。

物　种	前（胸）	中级（腹部）	后（腹股沟）	总
山羊，绵羊，马，豚鼠	0	0	2	2
黄牛	0	0	4	4
猫	2	2	4	8
狗	4	2	2 或 4	8 或 10
老鼠	6	0	4	10
鼠	6	2	4	12
猎	6	6	6	18
灵长类动物	2	0	0	2

　　相比体形"巨大"的人类，小老鼠的乳房数量为何更多？原来，啮齿类动物的乳房数量遵循"1/2 法则"，即哺乳动物的乳房数量与产子数量有直接关系（多数情况），

产子数量~乳房数量÷2。

　　单胎最多产子数量与乳房数量接近。以人类为例，一胎通常只生一个孩子，但偶尔会有双胞胎，三胞胎、四胞胎极少，所以人类的单胎最多产子数量为二，与人类乳房数量相等。

　　此外，因为人类通常产一子，由"1/2法则"可以得出，人类乳房数量为二。万一一个堵了，还有一个备用，非常合理。但是人类的两个乳房是产子数量低造成的。当产子数量低时，多余的就因失去使用价值而退化，否则就会造成不必要的资源浪费。

▶ 真假副乳

　　当人类还是6周大的胚胎时，腹侧两旁本来有6～8个名为乳腺始基的局部隆起，随着时间流逝，在出生前，除了胸前的一对乳腺始基继续发育成正常的乳腺，其他的乳腺都慢慢退化消失。假如那些乳腺始基还在，可能浑身都是乳房，比如阿尔忒弥斯神庙供奉的 Artemis 女神（有很多乳房的生育女神）那样——

　　别担心，即便你所有的乳房都在，也只会如下图的分布状况。

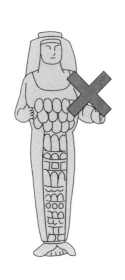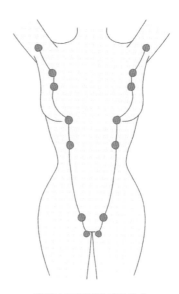

乳腺上可能长乳房的地方

虽然哺乳动物的乳房数量不等，但大家都只拥有 2 条"乳线"（注意：不是乳腺）。而乳房只会出现在"乳线"上。

这就形成了我们耳熟能详的——副乳。副乳的种类很多，其中具有乳头、乳晕的副乳腺比较容易被诊断，但只有乳腺的副乳在临床上较难与脂肪堆积和腋窝淋巴结区别。

所以，副乳不是腋下多余的赘肉，一个"专业、全面"的副乳是要同时具备腺体组织、乳头、乳晕和脂肪组织的。以前有些所谓的专家表示副乳主要是影响美观，亦有一些美体内衣号称可以对副乳塑性矫正，但从医学科学的立场必须说：副乳不是美体内衣能解决的小事。

由于副乳是先天发育异常导致，在胚胎时期乳腺始基没有完全退化即可获得，因此男、女均有机会获得，国内临床数据显示，有副乳的男女比例为 1 ： 5，3% 的女性存在副乳。

在如今乳腺癌越来越高发的背景下，拥有副乳意味着有机会获得副乳腺癌。副乳腺癌的发生率低，属于罕见病。有研究证明，任何部位的副乳均可发生副乳腺癌，但在临床数据中发生在腋下的副乳腺癌居多，腹股沟处较少。但由于腋下、腹股沟处为淋巴结丰富的区域，癌的扩散、转移比一般乳腺癌早，所以预后效果也比乳腺癌差。

（张　亦）

您想知道的缩胸手术

女性乳房发育超常或与整体身材比例明显失调称为"巨乳症"，其病因大多为青春期内分泌紊乱，也有多次哺乳造成继发肥大下垂，此外，全身性肥胖也可伴发乳房肥大等变化，此病有一定的遗传因素。

乳房肥大下垂会造成患者颈肩背部的不适和疼痛，严重者甚至造成脊柱及胸廓的畸形，另外，患者常有胸部压迫感，乳房下皱襞处糜烂、湿疹等，影响正常的工作和生活，还会带米沉重的心理负担。

目前，越来越多的年轻姑娘因此病前来就诊，她们会因为父母亲的不理解而十分痛苦纠结，而父母亲会担心术后哺乳的问题，多数都会劝女孩不要去做这个手术，或者等哺乳后再做。但这个情况不能一概而论，有些情况比如乳房不是太大，是可以等待的，但有些女孩已经严重影响到心理，非常自卑，工作和生活都不能正常进行，如此情况就要考虑及时手术治疗了。

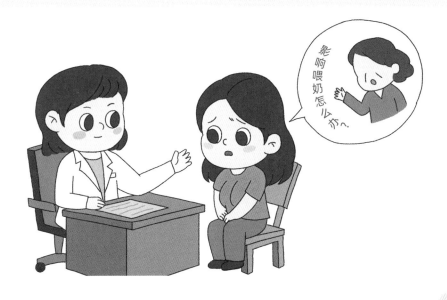

▶ 乳房缩小整形术后是否会影响哺乳功能

现代的乳房缩小整形术主要是将多余的乳腺组织、脂肪组织切除，但乳头乳晕复合体下的乳腺组织及其乳管结构的完整性基本不受影响，故手术后是有哺乳功能的，只是总量可能会减少。国外文献近年来有多篇报道认为，缩乳术后哺乳者的比例，与正常群体中哺乳的比例无差别，即手术不会影响哺乳功能，我国尚未有相关报道。但值得注意的是，大部分乳房肥大的患者，由于其组织结构发育异常，乳腺的泌乳功能本身就可能严重不足，这意味着即便不手术也不一定能哺乳。

▶ 乳房缩小整形术后会影响乳晕和乳头的感觉吗

乳房是女性重要的性器官，它的神经末梢分布很丰富，一般由第四肋间神经支配。行缩乳术时，乳头乳晕移动较大位置，则有损伤支配乳头乳晕的感觉神经和运动神经的可能，乳头区可出现麻木感，乳头勃起功能障碍，亦可能出现乳头乳晕感觉过敏，但如果乳房过大，在手术中切除的组织量会很多，损伤的可能性就会偏大，一旦有损伤，则需要3～6个月的时间才能逐渐恢复。

▶ 乳房缩小整形术后瘢痕是否明显

目前我们应用最多的是内侧蒂垂直切口的术式，也就是所谓的"棒棒糖法"切口，是沿乳晕的环形切口，本身就在两种颜色交界处，瘢痕也比较隐蔽。应用整形外科技术缝合，瘢痕可做到最小化。如果术后能遵医嘱，好好护理，瘢痕是不会很明显的。对于重度乳房下垂合并乳房肥大者，需要加下皱襞的横切口即"倒T"切口，切口瘢痕位于下皱襞，此处瘢痕多不明显，且可以被内衣遮盖，所以，此处瘢痕不用太担心。

（刘　莺）

"大胸男生"的尴尬

夏天到了，做销售的小李又开始烦心了。为什么呢？原来小李从初中时乳房就开始发育，渐渐长得像女生乳房一样。这成了他整个青春期最大的烦恼，害怕去泳池，害怕集体生活，害怕他人若有似无的眼神。平时只穿宽松的衣服，到了夏天，宽松的衣服也遮不住，这也是他自卑和敏感的源头。虽然工作以后，他渐渐与自己和解，不像过去那么自卑了，但是仍然被肥大乳房所困扰，觉得影响自己工作，也影响找对象。

▶ 男生怎么会长个大乳房呢

其实在医学上这是有对应的疾病的，叫做"男性乳房发育"，它的结果就是导致男性乳房肥大。虽然男性乳房肥大几乎不造成病理性的损伤，但是对于患者的心理产生影响，进而影响他的自信心。

男性乳房肥大是由于生理性或病理性因素引起雌激素与雄激素比例失调而导致的乳房组织异常发育，乳腺结缔组织及脂肪组织异常增生的一种临床病症。其多数在青少年时期开始出现，称为"青春期男性乳房发育"。大部分青春期男性乳房发育在出现的 2 年内逐步消退，是一种正常生理现象。如果超过 2 年仍不消退，那么可以诊断为男性乳房发育，需要手术干预才能解决。

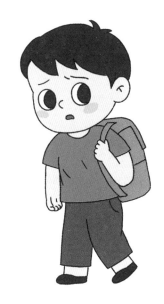

▶ 男性乳房增长如何治疗

男性乳房的发病率逐年递升，大多与营养过剩、肥胖等因素相关。各种报道的发病率不一，从 30%～70% 不等，且不同年龄发病率有所差异。文献报告它的尸检发现率为 40%～55%。也有报道其在男性群体的发生率为 32%～65%。

目前传统的手术方法有以下几种：

（1）**直接切除法**。采用乳晕切口，切除增生的腺体组织和脂肪组织。缺点是手术创伤大，出血多，操作困难，术后恢复时间也较长，而且切除过程中难以准确把握切除的组织量，容易出现较明显的局部凹陷。

（2）**内镜切除法**。内镜下切除的优势是操作视野清晰，便于止血等操作，缺点是操作步骤烦琐，缺少直观把握，容易局部不平整，另外手术开口较多，有多处手术瘢痕。

（3）**脂肪抽吸法**。该方法操作简便，手术切口小，但只能去除松软的脂肪组织，对于质地坚韧的腺体组织无法去除，往往在乳晕下方遗留腺体团块，影响美观。

男性乳房肥大大致可以分为脂肪型、腺体型和混合型，其中腺体和脂肪混合型占绝大部分（95% 以上）。那么，怎样才能做到微创切除腺体和脂肪混合组织？

在传统手术方法的基础上，近年来我们采用抽脂结合旋切刀的微创手术方式。首先采用脂肪抽吸，去除乳房区域多余的脂肪组织，然后利用脂肪抽吸的抽吸孔，使用旋切刀切除致密的腺体组织。相比传统方式，具有非常大的优势：① 切口小，瘢痕少。仅需一个直径约 5 mm 的小孔即可完成所有手术操作。② 操作简便，大大缩短手术时间。③ 切除量容易控制，切除后的乳房区域平整，无传统方法的局部凹陷。④ 组织损伤小，术后恢复快，出现术后血肿或血清肿的概率大大减小，患者的体验明显提升。

通过近些年的实践，该手术方式既得到了患者的认可，也被越来越多的医生所采用，为更多的男性乳房肥大患者带来福音。

（王庭亮）

让女性的"难言之隐"
不再难言

在现代社会，随着人们健康意识和审美观念的提升，整形医学逐渐成为人们的关注焦点。而女性私密处小阴唇整形作为其中的一种，旨在帮助女性解决因小阴唇肥大带来的困扰，重塑自信与舒适生活。下面就女性外阴的结构、形态，小阴唇肥大对日常生活的影响，以及对适合进行阴唇整形手术的人群和手术进行简单的介绍。

▶ 女性外阴的结构

精妙设计的女性外阴，是大自然赋予女性的珍贵礼物，它的结构和形态远比我们想象中的要复杂和美妙，每一部分都有其独特的功能和美学价值。女性外阴的解剖结构主要包括以下几个部分：

阴阜：位于耻骨上方，覆盖有毛发，是脂肪组织聚集的地方，起到保护作用。

大阴唇：类似于两片饱满的皮肤褶皱，富含脂肪和汗腺，具有保护内部生殖器免受外界伤害的作用。

小阴唇：位于大阴唇内侧，形态各异，质地柔软，含有丰富的血管和神经末梢，对性刺激敏感。

阴道口：连接外部与阴道内部的开口，是月经血流出及分娩时胎儿通过的通道。

尿道口：位于阴道口前方，是尿液排出体外的出口。

阴蒂包皮：覆盖阴蒂的皮肤组织，对阴蒂起保护作用。其下端通常延伸向下与两侧小阴唇会合。

▶ 小阴唇肥大带来的困扰

小阴唇位于大阴唇内侧，是一对薄软的组织，通常呈皱褶状，颜色与个体差异有关。它们的功能在于保护内部生殖器官免受外界污染和伤害，同时参与性活动时的润滑过程。它们的形态因人而异，有的如柳叶般纤细、菲薄，有的则较为饱满、立体，展现着女性身体的多样性和个性。虽然小阴唇的形态差异是正常的，但当它们过于肥厚或过长时，可能会对日常生活造成影响。小阴唇肥大的原因可能与遗传、外伤、感染、激素变化、分娩等有关。对于一些女性来说，小阴唇肥大不仅影响美观，还可能带来实际的不适。例如，在穿着紧身衣物时，可能会感到摩擦疼痛；运动时，过度摩擦可能导致皮肤损伤；性生活过程中，也可能因为小阴唇的拉扯而引起不适。此外，随着心理层面的自我意识增加，可能影响到个人的自信心和生活质量。因此，小阴唇整形术应运而生，旨在解决这些问题。

▶ 适合整形手术的人群

通常，成年人特别是那些因小阴唇肥大而感到身体或心理不适的女性，是可以在小阴唇整形手术中获益的。手术的最佳年龄通常在青春期后，这时生殖器官发育成熟，能更好地评估手术效果。健康状况良好、有明确期望并理解手术风险的女性，可以根据自身需求进行手术。同时，术前需进行全面的身体检查，排除其他潜在疾病，确保手术安全。每位女性的外阴形态都是独一无二的，因此，选择经验丰富的整形外科医生，进行个性化治疗，是非常关键的一步。

▶ 手术揭秘

小阴唇整形术，是一门结合了医学技术和艺术美感的精细手术。手术通常在局部麻醉下进行，确保患者在整个过程中感受不到疼痛。医生会精确地去除多余的组织，调整小阴唇的长度和形状，使其与周围组织更加协调，同时尽量减少瘢痕形成。手术时间较短，恢复期也相对快速，一般在 1 周内，患者就可以逐渐恢复正常活动。当然，术后的护理同样重要，遵循医生的指导，保持休息和清洁，有助于促进愈合，避免并发症。

　　小阴唇整形术，不仅仅是对身体形态的改变，更是一次对自我认知和身体自信的重塑。它提醒我们，每个人的身体都是独特的，值得被尊重和呵护。如果你正面临小阴唇肥大的困扰，不妨勇敢地去寻求专业意见，探索适合自己的解决方案。记住，美丽和舒适是每一位女性应有的权利。

（周怡雯　刘　阳）

男性生殖器整形微创方案

阴茎大小是衡量男性性发育的一个重要指标，也影响着男性的心理状态。我国大部分男性阴茎在勃起时的长度一般处于 9～14 cm，超过 8 cm 就属于正常，周径则在 9～12 cm。

而认为自己阴茎短小的男性往往会在心里担心这种所谓的"生理缺陷"，严重者出现心理疾病。

尽管尺寸正常，但对阴茎增粗延长的需求仍逐年上升。面对这种情况，我们能用什么方法来解决呢？

临床上传统的增粗延长的治疗方法为手术治疗，包括阴茎延长术、异体真皮增粗术等，但其过程较为痛苦，术后恢复时间也较长，疗效有限，且有一定的并发症风险，如阴茎畸形，勃起功能障碍（ED），感觉异常和感染。

▶ 玻尿酸注射的改善效果

除了手术之外，越来越多的人选择使用微创的方法来增加阴茎的长度与粗度。而作为微创美容的代表，玻尿酸注射在阴茎增粗上有着良好的应用前景。事实上，在美国，玻尿酸注射增大阴茎呈逐年递增趋势，而手术的需求则逐年下降。

玻尿酸是一种理想的软组织填充剂，具有良好的组织相容性，能够长期有效地起到填充的作用，在面部整形美容领域尤其是面部年轻化领域的应用十分广泛。

在阴茎整形美容方面，玻尿酸注射阴茎增粗疗效确切，且痛苦、损伤小，恢复快，安全性高，并发症少。

研究表明，将玻尿酸（一般为 10～22 mL，具体取决于阴茎的尺寸及医生的注射习惯）扇形注射于阴茎的浅深两层筋膜之间，能够有效增加阴茎的长度与周长，将阴茎周长由原先的 8.5±1.2 cm 提升至 13.4±1.9 cm，增加比例为 56.7%。

随着阴茎尺寸的提高，男性在性生活中的信心增加，从而减轻了其"短小"焦虑，进而提高其在性生活中的表现。

除此之外，玻尿酸注射阴茎增粗不仅能让"小兄弟"变得更大，更能让它变得强壮，且这并不仅仅来源于心理上的暗示，更是在一定生理基础上的强大。

研究表明，在阴茎体注射玻尿酸对患有早泄的患者也有着较好的疗效。大部分接受治疗的患者表示阴茎的触觉敏感程度确实有所降低，性生活时间延长，从原先的 5.36±3.51 分钟增加到 7.86±4.73 分钟，大大地提高了患者自身和性伴侣对性生活的满意程度。并且，这种时间的延长并不影响正常的射精行为。

虽然目前为止没有明确其具体机制，但研究人员普遍认为，这种效应来源于玻尿酸对支配阴茎神经的影响。阴茎的神经支配主要来自阴茎背神经，该神经通过深入到阴茎表面的神经末梢来支配阴茎的感觉。可以说，阴茎背神经决定了"小兄弟"对刺激的反应程度，而这在器质上直接对阴茎的临"床"发挥有着重要的影响。

而在注射玻尿酸后，研究人员认为，注射在阴茎皮下筋膜的玻尿酸均匀分布，相当于在阴茎背神经末梢与阴茎皮肤之间增加了一层物理阻隔，直接减少了触碰及性生活中的摩擦运动对神经末梢的刺激，提高了阴茎背神经的感觉阈值，使其更好地耐受外界刺激，从而发挥得更为优秀。

同时，由于尺寸直线上升，男性的雄风得以振奋，使其在性生活中显得更加有自信，从而在心理上对男性的性生活表现产生巨大的帮助。

唯一遗憾的是，玻尿酸会在体内慢慢被安全地代谢掉，尺寸之功并不是永久维持的。然而其持续时间足够长，可长达 12～18 个月。并且，"曾经拥有"的尺寸自信在玻尿酸代谢后已然延续。研究人员发现，在 18 个月后患者和其伴侣在性生活的满意程度上仍然维持着较高的水准。这一方面可能与男性信心的长久建立有关，另一方面则可以归功于玻尿酸对阴茎背神经阈值的改变。

▶ 玻尿酸注射的适应证

玻尿酸注射的适应证包括：① 阴茎长度与直径短小；② 先天性阴茎发表不良；③ 美容需求者。然而以下情况属于治疗禁忌：① 阴茎存在急性感染、脓肿、皮肤破溃等情况；② 阴茎存在病毒疣等传染性皮肤病；③ 阴茎存在苔藓样病变等长期慢性感染；④ 血液系统疾病或凝血功能异常者。

术前准备主要包括身体、心理两个方面。术前清洁会阴区、适当修剪会阴区毛发是适宜的身体准备，心理上需放松心态，避免过度的焦虑紧张。对于存在包皮过长情况的患者，建议注射的同期进行包皮环切手术，既能防止皮肤冗余影响玻尿酸的治疗效果，也能解决包皮清洁的问题。

综上，玻尿酸注射是阴茎增粗、增大的良好方法，安全有效且不良反应小。

（程　辰　张盈帆）

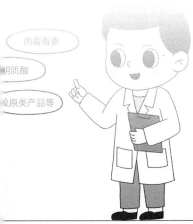

肉毒毒素

明质酸

胶原类产品等

事半功倍的注射除皱

在众多岁月的痕迹中，皱纹是最令人头疼的问题之一。由于皮肤组织的自然衰退老化，加上日常生活中不可避免的紫外线照射、重力的作用及个人生活习惯等因素，皮肤中的胶原蛋白、弹力纤维等成分逐渐流失，进而使皮肤出现凹陷、折叠，形成有碍美观的皱纹。

为应对皮肤皱纹的问题，一系列保养护肤的手段应运而生，最为快捷的方法之一，就是注射美容。目前，常用的注射药物包括肉毒毒素、透明质酸和胶原类产品等。市场上各类不同产品琳琅满目，其效果和原理各不相同，选择合适的药物，才能达到事半功倍的效果。

▶ 肉毒毒素：放松动态皱纹

动态皱纹就是在面部做出表情的时候产生的皱纹，例如抬眉时额肌产生的抬头纹，微笑时眼轮匝肌产生的鱼尾纹等。肉毒毒素是一种神经毒素，通过抑制神经传导来放松肌肉，从而减少动态皱纹。注射时，医生将肉毒毒素注射至目标肌肉，整个过程只需几分钟，疼痛感较轻，通常无需恢复期。

肉毒毒素的效果通常在注射后几天内开始显现，2周左右达到最

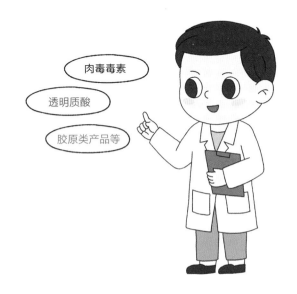

肉毒毒素

透明质酸

胶原类产品等

佳效果。效果维持时间一般为 3～6 个月，之后肉毒毒素被人体代谢，需要再次注射以维持效果。目前也有研究表明，多次注射后，维持的效果会延长。

▶ 透明质酸：填充静态皱纹

静态皱纹就是面部肌肉放松，不做表情时，仍然存在的皱纹，例如法令纹、瘢痕导致的皱纹等。透明质酸原本是一种天然存在于人体皮肤中的多糖，具有强大的填充和固定支撑作用，因此注射入皮肤后可以和人体组织良好相容。注射透明质酸可以使皮肤看起来更加饱满和紧致，填充真皮的凹陷褶皱，从而减少静态皱纹。

注射透明质酸后，效果是立竿见影的，皮肤会立即显得更加饱满，皱纹得到明显改善。维持时间按分子量不同可达 6～24 个月，之后透明质酸会逐渐被人体吸收。

常见的透明质酸可以按分子量分为大、中、小三种。大分子的适合面部塑形，维持时间通常超过 1 年；中分子的适合填充较深的皱纹；小分子的适合填充填充面部细纹、颈纹等。

▶ 胶原蛋白：抚平皮肤凹陷

胶原蛋白是皮肤的重要组成部分，能起到支撑和弹性的作用。随着年龄的增长，皮肤中的胶原蛋白逐渐流失，导致皮肤松弛和皱纹产生。注射胶原蛋白可以补充皮肤中缺失的胶原蛋白，恢复皮肤的紧致和弹性。胶原蛋白适合用于改善泪沟、颈纹、皮肤细纹等，不适合改善衰老导致的法令纹、印第安纹等。

胶原蛋白注射的效果通常在注射后立即显现，皮肤可以变得更加光滑和紧致。维持时间一般为 3～12 个月，之后胶原蛋白会被逐渐吸收，一般在 4～12 个月后补充注射。

以上三种注射除皱的方法可以相互结合，联合治疗，以达到更好的效果。例如先通过注射肉毒毒素放松面部肌肉，缓解动态皱纹，再通过透明质酸或胶原蛋白填充静态皱纹。虽然注射美容是一种相对安全的美容方法，但仍存在一些并发症和不良反应。肉毒毒素的注射剂量和注射部位如果没有精准把握，可能导致表情僵硬、上睑下垂等。透明质酸如果不慎注入血管，可能导致血管栓塞、皮肤坏死甚至失明。肉毒毒素导致的局部肌肉无力可以等待注射 6 个月后由人体内代谢，症状可得到缓解；透明质酸导致的局部软组织肿块或血管栓塞，可以使用玻璃酸酶治疗。因此，所有的注射美容操作一定要在正规医院内，由经验丰富的专业医生进行，如果出现不良反应应及时就医。

（刘子博　刘　凯）

靠谱的微整形"干将"
——肉毒毒素

微整形即微创整形，通常指采用非手术的方式进行整形美容的治疗。通过不开刀的治疗就能达到美容的效果，因此获得了大家的追捧。注射肉毒毒素，就是一种常见的、靠谱的微整形方法。

▶ 肉毒毒素有什么作用

肉毒毒素是一种是由厌氧的肉毒梭菌产生的细菌外毒素，根据抗原血清型的不同分为 A、B、C、D、E、F 和 G 七个亚型，其中以 A 型毒力最强。目前用于临床治疗的有 A 型和 B 型。其最主要的作用机制是通过抑制了乙酰胆碱释放，阻止神经向靶器官传递指令，如肌肉、汗腺、皮脂腺等。作用一，通过暂时的化学去神经作用使目标肌肉麻痹，降低了局部肌肉活动性。因此，肉毒毒素作用在表情肌上的时候，就能减少面部相应的表情，从而减少皱纹的产生，所以肉毒毒素可以用来减少面部动力性的皱纹，比如川字纹、鱼尾纹、抬头纹等。而作用在大肌肉的时候，因肌肉不能发生收缩，时间久了就会发生废用性的萎缩，因此可以用来瘦脸、瘦腿、瘦肩。作用二，肉毒毒素可以阻滞汗腺、皮脂腺的分泌，因此可以用来治疗多汗症、腋臭、脂溢性脱发、脂溢性皮炎等。作用三，肉

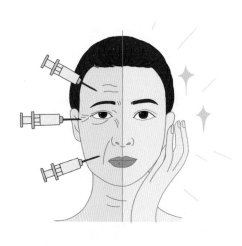

毒毒素可以阻断疼痛的信号传导，它能够抑制 P 物质、降钙素基因相关肽和瞬时受体电位香草酸受体 1 型的释放，减轻外周和中枢神经系统的疼痛和神经源性炎症。这一过程可能与肉毒毒素阻断神经肌肉传递的能力存在协同效应，因此可以用来治疗偏头痛等疼痛问题。

肉毒毒素通常在注射后 2～14 天起效，并可持续 4～12 个月，起效时间取决于肉毒毒素类型以及肉毒毒素本身的成分（不同品牌的肉毒毒素可由不同的毒素蛋白和辅助蛋白构成），一般来说 B 型肉毒毒素起效比 A 型更快，但持续时间短于 A 型。而持续时间则与治疗的目标器官和患者本身的个人体质相关，一般年轻人代谢较快，肉毒毒素疗效的持续时间就相对较短。而肉毒毒素对汗腺皮脂腺之类的小腺体的作用时间比大块肌肉要长。

▶ 肉毒毒素安全吗

肉毒毒素使用过量可引起中毒，一般静脉或肌肉注射 0.09～0.15 μg，或吸入 0.7～0.9 μg，或口服 70 μg 肉毒毒素即可造成死亡。因此，成年人的最大剂量为 3 个月内 400 U，儿童患者为 300 U 或 8 U/kg，以较小剂量者为准。超过 500 U 可能出现中毒症状。从作用机制来讲，提高肉毒毒素的用量并不会提高肉毒毒素的疗效，相反没有进入突触前膜的游离毒素可能随血液循环进入人体的其他部位，发生中毒的症状，比如浸润到眼部，可以出现眼皮水肿、上睑下垂，浸润到呼吸系统，可以引起呼吸困难，浸润到咽喉部可以引起吞咽困难，误食误吸可能进一步引起肺炎等问题。任何给予患者的肉毒毒素剂量取决于其使用的适应证。使用肉毒毒素后的并发症极为罕见，但可能包括肉毒毒素的远处扩散导致虚弱乏力、全身肌肉无力、复视、上睑下垂、吞咽困难、发音困难、构音障碍、尿失禁和呼吸困难。肉毒毒素不应用于对肉毒杆菌过敏或过度（或注射部位有）皮肤感染的患者。

肉毒毒素长期使用是否安全？根据现有的文献报道，肉毒毒素可以安全地使用几十年。例如，国外有一对双胞胎姐妹，其中一位长期定期注射肉毒毒素，而另一位自然老去，过了 19 年以后，长期定期注射肉毒毒素的女生明显比没有注射肉毒毒素的女生更显年轻。通过肉毒毒素的注射，可以延缓皱纹的产生，因此每一次治疗都可以让表情肌和皮肤休息 4～8 个月的时间，因此除了减轻皱纹以外，还可以延缓皱纹的产生。

▶ 肉毒毒素可能会有什么不良反应

肉毒毒素的治疗会影响怀孕吗？一般来说，孕妇是排除在肉毒毒素的临床试验之外的，因此肉毒毒素的使用说明书上是孕妇慎用的。但如果女性在注射肉毒毒素之后发现自己意外怀孕了，那已有的报道便证明孩子是可以正常健康分娩的。但安全起见，孕期还是不建议注射肉毒毒素的。

使用肉毒毒素治疗期间可以正常服药吗？凡有发烧、急性传染病者缓用；心、肝、肺疾患，活动性肺结核，血液病患者等慎用本品。氨基糖苷类抗菌素（如庆大霉素等）或大观霉素，以及影响神经肌肉传导的药物（如神经肌肉阻滞剂，包括去极化和非去极化、林可酰胺、多黏霉素、奎尼丁、硫酸镁和抗胆碱酯酶剂）会加强肉毒毒素作用，应避免同时使用。

那么，女性月经期间可以打肉毒毒素吗？肉毒毒素的一般注射在真皮下或者肌肉内，而月经期的女性虽然有出血倾向，但肉毒毒素注射一般不会造成大量出血，顶多有注射后淤青的风险。虽然不推荐，但如果注射了，也不会对健康有太大的影响。

▶ 如何鉴别肉毒毒素产品的真伪

在门诊接诊过程中，我们曾多次遇到在不正规医疗机构注射了不明来源肉毒毒素产品导致中毒的案例。因此，我们反复向大众宣传，肉毒毒素是属于严格管控的特殊"毒麻药品"，必须是在符合资质要求的医疗机构，并由具有专业资质的医生开具并使用。

除了一定要在正规医疗机构，选择具有专业资质的医生进行诊疗以外，如果对所用药品有所疑虑，还可以查看药品包装，检查包装是否完好？是否具有镭射标志？甚至可以通过支付宝和微信的扫一扫功能，查验包装上的药品电子监管码，辨别真伪。

同时，需要注意的是，即便是进口肉毒毒素，正规药品也应该为中文包装。

▶ 以毒攻"毒"：肉毒毒素预防瘢痕显身手

肉毒毒素除了在瘦脸、除皱中的功效。其实，它在很多疾病的治疗和预防上都发挥着妙用，下面给读者们谈一谈肉毒毒素在整形外科常见治疗——瘢痕预防中的应用。

王女士今年 32 岁，单位体检发现有甲状腺结节，在普外科就诊、做好相关检查后，医生建议她手术摘除，王女士一想到在颈前外露部位要留下一道瘢痕，瞬间对手术打了退堂鼓，在她犹豫不决之际，有朋友建议她到整形外科门诊去咨询术后瘢痕事宜，听了她的担忧和诉求，医生安慰道：除了手术中使用美容缝合，甲状腺手术瘢痕还可以通过术后早期（拆线前）在伤口周围进行一次肉毒毒素注射来预防，能够达到减轻瘢痕增生、减少瘢痕宽度、改善瘢痕外观的作用。虽然这项应用还没有写入说明书，但是国内外已经有大量的临床研究证实了肉毒毒素在瘢痕预防上的作用，尤其是在改善颈部甲状腺手术、额部手术以及唇裂术后瘢痕方面，作用显著。

王女士平素是一位爱美人士，知道肉毒毒素可以用来除皱，但预防瘢痕增生还是第一次听说，不禁询问其中的原理是什么？注射有没有风险？医生解释道：瘢痕是组织损伤愈合后的自然产物，主要由成纤维细胞和细胞外基质组成，肉毒毒素正是通过抑制成纤维细胞的增殖、减少细胞外基质的沉积，从而达到预防术后瘢痕增生、改善外观的结局，在排除神经肌肉系统疾病、局部感染等相关禁忌后，由专业医生操作，整个注射过程除了轻微疼痛，是非常安全的。至此，王女士终于下定决心接受手术，术后按时注射，在保持健康的同时守护了美丽和信心。

（王丹茹 谢 芸 陈 刚 胡 丽 林晓曦）

夏日变美神器
——微整注射针

夏天是裙角飞扬，展现靓丽风采的时节。有没有什么适合夏季，又有高性价比的微整形注射项目？

▶ 瘦腿针

当你穿高跟鞋踮脚的时候，是否在小腿内侧有一块凸起？这不仅破坏了小腿轮廓线，还显得小腿粗壮？这不是脂肪，而是腓肠肌，而瘦腿针正好可以改善这个问题。

打瘦腿针，我们可以先自检一下，到底是小腿腓肠肌发达，还是皮下脂肪堆积。首先可以踮起后脚跟，捏一捏小腿后侧鼓起的区域，是以紧致的肌肉为主，还是柔软的皮下脂肪为主，一般大部分人都是肌肉型。针对这种情况，就可以找整形医生打打瘦腿针了。它是将肉毒毒素注射于小腿腓肠肌，改善小腿轮廓。注意：注射点位及剂量需由医生检查后根据每个人的小腿情况做个性化设计；对于小腿左右大小不一的情况，还可以进行适当调整。

打瘦腿针前，还有 3 点重要的注意事项：

1）瘦腿针起效需要 2 周，单次注射维持 4～6 月，规律多次注射维持时间能延长；

2）避开例假，并备好冰袋，可减轻疼痛和瘀青；半月内避免剧烈运动，注射后偶有酸胀感；

3）备孕期，孕期，不可注射；有基础疾病或正在服药，务必和主诊医师提前说明。

▶ 瘦肩针

长时间伏案工作等原因导致斜方肌发达，不仅显得肩宽而粗壮，还显得脖子偏短。而瘦肩针，就是将肉毒毒素注射于斜方肌，起到软化缩小肥大的斜方肌，改善肩颈轮廓的作用。

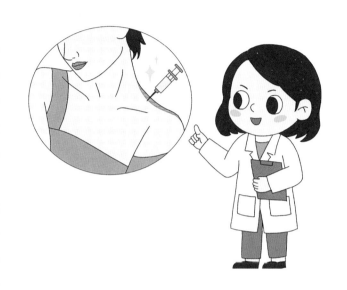

首先可以自测一下，你的斜方肌是否肥厚。做一个耸肩的动作，可以摸到脖子和肩膀交界的区域，这里有块紧实的肌肉，就是我们的斜方肌；如果这里的斜方肌的确厚实而突出，就可以考虑通过瘦肩针来改善肩颈肌肉线条轮廓了。

专家提醒： 斜方肌有辅助颈椎稳定的作用，所以打瘦肩时除了肉毒毒素注射的常规注意事项，需注意既往是否有"颈椎病"等肩颈异常情况，并且要注意控制肉毒毒素注射总用量。

▶ 除臭针

夏日炎炎，腋下容易出汗，在近距离接触的场所有时会闻到一些尴尬的气味。这主要是由于腋下大汗腺分泌旺盛，汗液经腋下局部附生微生物作用后产生不饱和脂肪酸，从而发出异常气味导致腋臭。而肉毒毒素注射于腋部皮下，可有效抑制大汗腺的汗液分泌。

肉毒毒素注射后1周起效，能维持半年左右的时间，规律注射还能让汗腺萎缩，延长药效。如果只有夏季多汗，可以在入夏前，每年注射一次。如果长期味道比较重，可以请专业医生评估一下，是注射肉毒毒素，还是做微创手术。

不管是瘦脸针、除皱针，还是瘦腿针、瘦肩针、除臭针，其实都是肉毒毒素注射，只是注射于不同的部位，发挥不同的作用。需要提醒大家的是，肉毒毒素注射后起效，需要两周左右的时间，因此大家需提前准备。

（陈　刚　梁奕敏）

水光针：呵护肌肤的
"及时雨"

在快节奏的现代生活中，很多人已不再满足于单纯的日常皮肤护理，转而追求更加积极有效的医美手段。在众多的治疗方案中，水光针注射以其微创、高效的特点，迅速赢得了众多求美者的青睐。下面，让我们一起揭开水光针的神秘面纱，探索它的独特魅力和功效。

▶ 什么是水光针

水光针注射，是指医师利用手针或负压微针技术，将以玻尿酸为基础、混合其他功效成分的复合制剂，精准注入真皮或真皮下层次，以达到改善肤质、延缓衰老的目的。

想象一下，如果把我们的皮肤比作一片干涸的土地，那么水光针注射就如同一场"及时雨"，将营养物质精准地输送到肌肤深层，滋养肌肤，让肌肤焕发水润光彩。

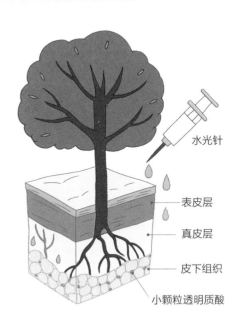

水光针

表皮层

真皮层

皮下组织

小颗粒透明质酸

▶ 水光针的"魔法"功效

水光针的备受追捧有赖于其显著的美容功效，主要包括：

（1）深层补水保湿：水光针的核心成分是玻尿酸，它能够吸收自身重量 1 000 倍的水分，为肌肤提供强大的保湿能力，改善皮肤干燥、粗糙，使肌肤水润透亮。

（2）**改善肤色不均**：水光针可以促进皮肤新陈代谢，加速黑色素代谢，改善肤色暗沉、不均，令肌肤恢复白皙透亮。

（3）**收缩毛孔，细腻肌肤**：水光针能够刺激胶原蛋白再生，增加皮肤弹性，改善毛孔粗大，增加皮肤细腻度，延缓皮肤衰老。

▶ 水光针进化，远不止补水

除了通过注射玻尿酸达到补水保湿目的外，针对不同的皮肤问题，我们还可以通过成分复配让一次水光注射得到"多重效果"。

（1）**美白淡斑**：在基础型水光中添加谷胱甘肽、维生素 C、氨甲环酸等美白成分，能够抑制黑色素生成，淡化色斑，改善肤色不均，适合有美白需求的人群。

（2）**控油提亮**：在基础型水光中添加肉毒毒素等成分，能够减少油脂分泌，改善毛孔粗大，是最适合油性肌肤人群的水光注射。

（3）**淡纹抗衰**：在基础型水光中添加氨基酸、胶原蛋白等成分，直接补充流失的胶原蛋白，增加皮肤弹性，改善细纹，适合有抗衰需求的求美者。

需要注意的是，由于不同的成分在复配时存在相互作用，并可能影响最终的治疗效果（如将酸碱度迥异的成分混合会导致成分变性失效）。因此，水光成分虽琳琅满目，但在个体的单次治疗中却不应贪多，求美者因结合自身的肤况寻求专业医师的意见并接受治疗，而绝非"多多益善"。

▶ 你适合注射水光针吗

水光注射创伤小，恢复期短，是很多求美者的医美"入门课"，适合各个年龄段内想要改善皮肤干燥、肤色暗沉、毛孔粗大和想要延缓皮肤衰老的人群。

存在以下问题的人群不建议进行水光注射：① 孕妇、哺乳期妇女；② 对注射成分过敏者；③ 面部有广泛炎症、感染者；④ 患有血液系统疾病、免疫系统疾病者；⑤ 瘢痕体质者。

水光针的具体适用与否，务必由专科医师面诊检查后确定。

▶ 水光针治疗要点

（1）确认方案： 选择正规的医疗机构和经验丰富的医生进行面诊，根据自身情况制定方案。

（2）术前准备： 求美者清洁面部后常规留存照片，根据自身耐受情况选择外敷表面麻醉或者阻滞麻醉。

（3）治疗操作： 对注射区域进行消毒后，由医师使用专业负压器械或手针，将配比好的水光针剂精准注入皮下相应层次。

（4）术后护理： 治疗后早期需注意保持注射部位清洁干燥以免感染，短期内注意防晒保湿，避免使用刺激性化妆品。

▶ 水光针治疗后注意事项

（1）注射后 24 小时内，保持注射部位干净。

（2）注射后 3 天内，可用医用敷料进行皮肤护理，避免使用刺激性化妆品，如含酒精、果酸等成分的产品。

（3）注射后 1 周内，避免高温环境，如桑拿、温泉等，避免暴晒。

（4）注射后 2 周内，避免过度饮酒、吸烟。

（5）注射后若有红肿等不适，需立即就诊。

水光针注射作为一种安全有效的医美手段，可以帮助我们改善肌肤问题，延缓皮肤衰老，但并非一劳永逸。想要保持长久的美丽，还需要我们坚持良好的生活习惯，做好日常的肌肤护理。希望大家在追求美丽的道路上，理性选择，科学护肤，绽放自信光彩！

（陈　刚　施文珺）

为什么我的胳肢窝有异味

▶ 腋臭的来源

人体的汗腺分为两种，一种小汗腺大概占9成，排汗较稀，一般是没有味道的。另一种大汗腺（又称顶浆腺），只集中分布在腋下、胯下、乳晕和外耳道里，排出的汗里还含有各种蛋白质和脂肪酸，这些与腋臭相关。大汗腺分泌物本来不臭，是分泌物被体表的细菌分解以后，生成各种不饱和脂肪酸，才有了臭味。直接"凶手"是细菌，但是人的体表怎么可能没有细菌呢？所以就产生了腋臭。

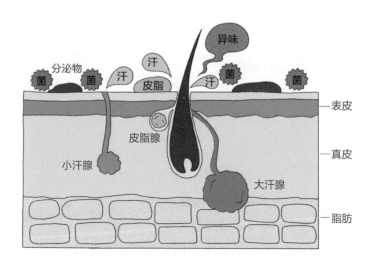

▶ 在中国，为什么只有少数人有腋臭

本来腋臭是人类都有的特征，然而我们的祖先走出热带非洲，进入亚洲温带以后，第16号染色体中部的 *ABCC11* 基因上第538位碱基发生基因突变，导致大汗腺减少分泌。这个突变基因发生在东亚，因为出汗变少，更加适应温带的寒冷气候，有遗传优势，所以经过4万年的自然选择，去除腋臭的突变基因在东亚反而成了多数。

在中国人当中 95% 的人群没有腋臭，腋臭者反而成了极少数。

在东亚其他国家，韩国人跟中国人差不多，99% 没腋臭。但日本人中有 84% 没有腋臭，平均 6 个人里面就有 1 个。大洋洲土著有 30% 没有腋臭，白人里面只有 10% 没有腋臭，黑人中只有 0.5% 没有腋臭！也就是说，世界上有腋臭的人远比没有腋臭的人多！

▶ 腋臭和油耳

腋下的大汗腺分泌多就导致腋臭，耳道里的大汗腺分泌多就导致油耳，又称油性耵聍。腋臭和油性耵聍是一对"好兄弟"。在中国，由于油性耵聍如此少见，人们经常误认为油性耵聍是一种病，甚至还有不少庸医把油性耵聍错当成耳炎。油性耵聍和腋臭的共有不是 100%，只是概率很高而已，至于为什么有人会有油性耵聍却没腋臭，或者有腋臭却没油性耵聍，原因是基因表达也是有概率的，即使携带了基因也有小概率不显出性状。这也可以解释为什么有人一个耳朵油、另一个不油，一个腋窝臭、另一个不臭。

▶ 腋臭和遗传

腋臭是显性遗传，没腋臭是隐性遗传。偶尔也有例外，也有小概率体内存在腋臭基因却不表达，这也许就是为什么有父母没有腋臭，孩子却有腋臭。东亚人（腋臭基因频率低，假设有腋臭的大都是杂合体）里面，如果父母一方有腋臭，孩子有腋臭的概率是 1/2，如果父母都有腋臭，孩子有腋臭的概率大约是 3/4。如果和外国人（腋臭基因频率高，假设大都是纯合体）结婚，孩子有腋臭的概率接近 100%。性染色体是第 23 对染色体，腋臭基因在第 16 对上，所以生男生女和腋臭无关。

▶ 微创抽吸术治疗腋臭

每一位患者在选择手术治疗前首先需要理解的是，由于任何治疗手段都不能完全去除所有的大汗腺组织，腋臭理论上是无法根治的。手术治疗的目的并不是根治腋臭，而是最大限度地减少局部大汗腺数量，从而缓解患者因出汗体味造成社会家庭生活中的困扰和不便。

腋部微创抽吸是治疗相对彻底且瘢痕不明显的手术方案，也是目前术后疗效兼顾美观最为合理的手术方式。手术切口设计隐蔽，长度仅为 6～8 mm。通过局部抽吸，可以清除腋部 70%～80% 的大汗腺组织。在腋区局部出汗和异味明显改善的同时，有效保留了该部位皮肤的外观和功能。与其他治疗方案相比该术式的优点在于，术后疗效基本等同于传统大切口手术，同时最大限度地减少了术后瘢痕和皮肤坏死的风险，是目前众多腋臭整形医师所推崇的治疗方案。

（张　亦）

篇六

焕然一新的毛发移植

抑郁和焦虑会引起脱发吗

哪些人需要植发

减肥和健身会导致脱发吗

产后脱发怎么办

"扬眉吐气"的提眉术

……

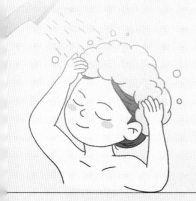

抑郁和焦虑会引起脱发吗

　　雄激素性脱发（androgenetic alopecia，AGA）是最常见的脱发类型之一，是起始于青春期或青春后期的一种进行性毛囊微小化的脱发疾病。男女均可罹患，但表现为不同的脱发模式和患病率。在我国，男性患病率约为 21.3%，女性患病率约为 6.0%。其中一部分诱发因素来自心理因素，以抑郁和焦虑较为常见。抑郁症是一种精神障碍疾病，以显著且持久的兴趣缺失、情绪低落、意识活动减退和躯体异常等症状为主要临床特征，严重影响了人们的生活品质和社会稳定。焦虑症是一种常见的以过分恐惧和焦虑情绪为主要表现，伴有基因调节异常和突触功能障碍的精神疾病。在社会日益发展的今天，人们难免会积累一定的心理压力，出现抑郁和焦虑的心理症状。出现这些症状后，脱发情况也会日益严重，于是来门诊咨询医生，抑郁和焦虑是否会导致脱发呢？下面我们来了解一下抑郁和焦虑对雄激素性脱发的影响。

▶ 抑郁和焦虑情绪是否会引起雄激素性脱发

　　（1）精神压力过大会导致人体立毛肌收缩，头皮组织肌肉层收缩引起充血，血流量不畅，进而影响毛囊的养分供应，造成头发生态改变和营养不良，最终导致脱发。精神性脱发是暂时性的，通过改善精神状况和减轻精神压力，通常可以自愈。

　　（2）研究发现，日常慢性压力会损害毛囊干细胞，压力导致脱发的生理机制，即压力激素皮质酮水平的升高会导致毛囊干细胞的静止，影响毛发的再生能力。而当皮质酮水平降低时，毛囊干细胞会被激活，开始生长新的毛发。长期压力不仅影响毛囊干细胞的活性，还可能导致毛囊的休止期延长，毛发无法生长。这些报道和研究结果表明，情绪因素，特别是压力和负面情绪，对脱发有显著影响。通过减轻压力和改善

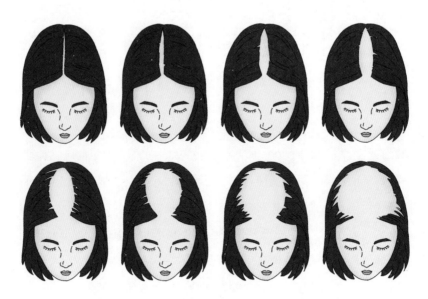

女性也有可能受到雄激素性脱发不同程度的影响

情绪状态，可以对预防和治疗脱发起到积极作用。

（3）消极的精神因素常是诱发雄激素性脱发和促使病情加重的原因。人若是长期处于精神状态有问题的情况，比如严重抑郁焦虑，人体内分泌和免疫系统会紊乱，从而诱发雄激素性脱发，由此可见，抑郁与焦虑对雄激素性脱发有着至关重要的影响，可能会加重患者脱发的情况，同时有雄激素性脱发情况的患者也可能会伴有这两种心理症状，导致恶性循环。所以，纠正消极的精神因素对治疗雄激素性脱发尤为重要。

此外，抑郁焦虑的状态常伴有睡眠问题，如失眠或睡眠质量下降。脱发性疾病均受睡眠质量及情绪因素的影响，尤其是斑秃。

▶ 抗抑郁和焦虑的药物是否对雄激素性脱发有影响

一些抑郁症焦虑症患者，常会服用一些药物进行治疗，例如氟西汀、舒必利，根据临床观察发现，有的人服用这两个药物可能会出现脱发症状。如果出现这种情况可以咨询精神科医生修改治疗方案，改用其他药物或停用这2种药物后，脱发的情况可能会改善，并长出新的毛发。

▶ 如果有抑郁和焦虑情绪，如何预防雄激素性脱发

首先，如果存在抑郁和焦虑的现象：① 一定要进行针对性的治疗，保持良好的心理状态。② 保证充足的睡眠，建立规律的作息时间，增加体育锻炼，适量的运动可以释放内啡肽，提升为心情，减少焦虑和抑郁感。③ 均衡饮食，确保摄入足够的蛋白质、维生素（特别是复合 B 族维生素、维生素 D、维生素 E）、矿物质（如铁、锌）以及 Omega-3 脂肪酸，这些都是维护头发健康的关键营养素。④ 保持头皮清洁，使用温和且适合自己头皮类型的洗发水，避免频繁使用高温造型工具，减少化学处理。⑤ 定期进行头皮按摩，可以促进血液循环，为毛囊提供更多的养分。

▶ 如果已经出现了雄激素性脱发情况，有什么方法可以改善

如果发现已经出现了脱发情况，先要控制好抑郁和焦虑的情绪，然后及时来脱发专科门诊咨询医生。

抑郁和焦虑的情绪往往会成为诱发雄激素性脱发或使其加重的重要因素，一旦发现应及时进行治疗。

（吴　巍）

雄激素性脱发，该怎么治

　　25 岁的小伙阿明，发现自己枕头上掉的头发越来越多了，起初没当回事，觉得是正常掉发。直到有一天照镜子突然发现，发际线后移了很多，而且发旋区域的头发也少了，这让大学才毕业的阿明感到非常焦虑，连忙跑到医院就诊。医生了解了他的情况后，给他解释了脱发原因。

▶ 毛发生长的正常规律

　　人一生的毛发（囊）生长周期有 10～20 个。生长期平均 2～6 年，占到整个生长周期时长的 4/5，退行期平均 3 周，休止期平均 3 个月。正常的毛发一般每天会自行脱落 60～100 根！

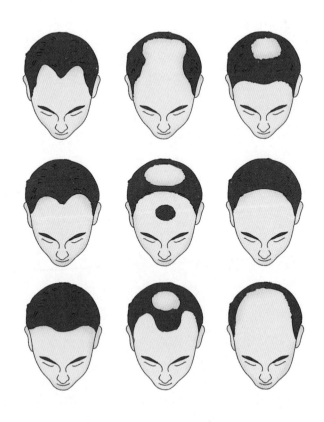

▶ 什么是雄激素性脱发

　　但是阿明的情况是，发际线严重后移，发旋稀疏，有明显的脱发情况。医生诊断为男性雄激素性脱发。

　　雄激素性脱发（AGA）男女均可发病。脱发的原因：包括遗传、头皮炎症、压力过大、免疫功能紊乱、生活不规律、熬夜、吸烟、不健康的饮食习惯等等。主要表现：发际线上移、头顶部毛发进行性数量减少、发质变细软为特征的疾病，随时间推移持续性脱落会逐渐加重。

▶ 如何治疗

脱发的治疗方法：药物治疗、毛发移植术、中胚层疗法（美塑治疗）、低能量激光治疗、微针治疗、头皮微环境管理（头皮局部的抗敏控油、抗炎等治疗）等。为了达到最佳疗效推荐联合治疗。

脱发治疗的药物：5% 米诺地尔（1 mL，每日 1～2 次外用）、非那雄胺（1 mg，每日 1 次口服）。

近年来，AGA 的多国治疗指南一致推荐联合用药方案，同时需要长期规范用药（至少 3～6 个月起效）。

1. 非那雄胺

该药通过特异性抑制 II 型 5α 还原酶，进而减少双氢睾酮（dihydrotestosterone，DHT）的生成，从而减少 DHT 对毛囊的破坏。

一般在服药 3 个月后头发脱落减少，用药 1 年的有效率可达 60%～90%。但非那雄胺只适用于男性，女性和儿童不能服用。

2. 米诺地尔

主要作用是扩张血管，增加毛囊的血供，无论是男性或者是女性均可使用。

坚持使用 3 个月后可以观察到治疗的效果，平均见效时间为 6～9 个月，有效率可达 50%～85%。

使用外用药期间，一定要做好头皮护理，以减少头皮刺激。

该药耐受较好，不良反应发生率低且症状较轻。个别用药患者可能出现多毛症、过敏性皮炎等，停药后即可消退。如果出现局部反复瘙痒和皮肤发红的过敏症状时需要停药，然后咨询医生，也可以在过敏治愈后尝试更换使用不含丙二醇的米诺地尔。

3. 螺内酯

雄激素受体拮抗剂，可阻止 DHT 与雄激素受体的结合，从而减少 DHT 的活性，阻止了 DHT 对毛发生长的抑制作用。

此药仅适用于女性 AGA 患者的治疗，使用的起始剂量一般为每次 25 mg，2 次/天，并在耐受的情况下为 50～200 mg/d。

主要不良反应为月经紊乱、性欲降低、乳房胀痛等。治疗中需注意检查血钾浓度。

4. 低能量激光治疗

2007 年，美国 FDA 将波长为 655 nm 的低能量激光疗（low level laser therapy，LLLT）设备批准用于 AGA 的治疗，之后又分别批准了 678 nm 和 650 nm 波长的 LLLT 设备用于治疗 AGA，该波段范围的激光可穿透表皮层，发挥其"光生物学调节作用"，进而改善毛囊周围微环境。

用法是隔天照射 1 次，每天照射 15～30 分钟，连续使用 3 个月以上才可见到一定疗效，可以作为 AGA 治疗的辅助手段。

LLLT 治疗的不良反应较少。

5. 毛发移植

毛发移植是获取非脱发区域的毛囊并经过毛囊分离再移植至脱发或秃发区域，以达到外形美观的方法。

优势供区：位于后枕部的毛囊，其不受雄激素的影响。

但是植发不能治疗脱发，只是拆东墙补西墙，如果持续性脱发，不建议在脱发进展期行毛发移植手术。最佳的治疗顺序是先综合治疗脱发，阻止脱发并促进脱发区域毛发再生，3～6 个月一般可以看到脱发的改善。然后再根据患者的个体化需求选择是否进一步进行毛发移植手术。

6. 头皮养护

推荐针对头皮皮肤的情况选择适合的功能性洗发水。如有真菌阳性的患者，可以使用二硫化硒洗发水；如头皮油，可以选择控油洗发水等。

7. 其他

中胚层注射疗法，如注射自体富血小板血浆（platelet rich plasma，PRP），PRP
一经激活，血小板内的 α 颗粒将会释放大量的生长因子，包括血小板衍生生长因子、
转化生长因子-β、类胰岛素生长因子、表皮生长因子和血管内皮生长因子等，具有
改善毛囊微环境、促进毛囊生长的作用。

用法是将 PRP 局部注射至脱发区域头皮的真皮层，1 次 / 月，连续注射 3～6 次
可见一定疗效。

现阶段可以作为 AGA 治疗的辅助手段。PRP 的不良反应主要是注射过程及注射
后一段时间内可能出现的轻微疼痛。

除了以上治疗以外，最重要的还是身体的内在调理：

（1）**饮食**：清淡少油，少吃煎炸烘烤油腻食物，多吃新鲜蔬菜水果，吃富含 B
族维生素、维生素 D 的食物，适当补充富含锌、铁的食物。

（2）**睡眠**：早睡早起，避免熬夜，尽量晚上 11：30 之前就寝。

（3）**运动**：每天至少有 30 分钟的有氧运动，提高免疫力，加强体质。

（4）**心态**：学会用正确的方式解压，控制情绪，保持愉快的心情。

当然，针对雄激素性脱发的治疗，不同患者的治疗方法也是不一样的，一定要保
持科学的治疗态度，这样对患者才是最有帮助的。

（吴　巍）

脱发的非手术治疗您知道吗

脱发是临床常见的顽症，可发生于任何年龄，一般可无自觉症状，给患者造成严重的精神负担。脱发的发病原因尚未完全明了，可能与免疫、遗传、激素、局部炎症反应、神经和环境因素等有关。不同病因导致的脱发类型不同，分类方式也较多，常见的脱发类型包括：雄激素性秃发（AGA）、斑秃、拔毛癖、休止期脱发、老年性脱发等。其中，AGA 是发病率最高的脱发类型，其发病率和流行率与年龄和性别密切相关。

目前，针对 AGA 的治疗手段有药物治疗、毛发移植手术、低能量激光治疗、中胚层疗法、注射自体富血小板血浆疗法，以及中医药治疗等。其中，药物治疗是使用人数最多且有效的治疗方法，贯穿于整个 AGA 的治疗过程中。被国家食品药品监督管理总局 CFDA 和美国 FDA 批准用于临床治疗雄激素脱发的药物包括米诺地尔和非那雄胺。然而，这两种药的临床疗效有限，且具有一定的不良反应。因此，迫切需要研发治疗 AGA 安全高效的新药和其他疗法，以弥补 AGA 现有治疗药物和治疗手段的不足。

▶ 米诺地尔

米诺地尔是治疗 AGA 的一线外用药物，推荐男性使用 5% 米诺地尔，每日 2 次外用，女性使用 2% 的米诺地尔和 5% 米诺地尔。米诺地尔有多种功能：增加血液循环，因为它能诱导血管扩张和血管内皮生长因子的过度表达；增加毛发基质角质形成细胞的有丝分裂，促进毛发生长和增加毛发直径；延长毛囊生长期；刺激毛囊启动新的生长周期。不良反应包括头皮干燥、多毛症和接触性皮炎。有研究发现，小剂量口服米诺地尔对女性脱发患者有效。口服 0.25 ～ 1.25 mg/d 米诺地尔，可用于

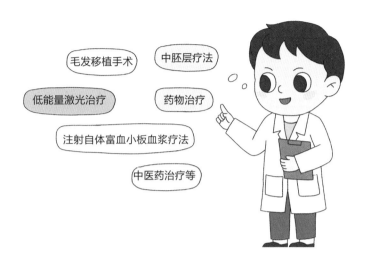

治疗女性 AGA、牵引性脱发和静止期脱发，结果显示，有 61%～86% 的患者得到改善，安全性良好。亦有研究发现，口服 5 mg/d 米诺地尔对于男性 AGA 有效，并且安全性良好。

▶ 非那雄胺

非那雄胺是一种 II 型 5-α 还原酶抑制剂，其能抑制 5-α 还原酶，从而降低血清和头皮中 DHT 的水平。非那雄胺也是治疗 AGA 的一线药物。2012 年有研究表明，非那雄胺治疗可以阻止脱发，并显著增加毛发总数，及早治疗效果更好，对患有 AGA 的男性的疗效可维持长达 10 年。然而，停止治疗可能会导致脱发的进展。非那雄胺最常见的不良反应表现为性功能障碍（性欲下降、勃起功能障碍、射精障碍）和心理问题（精神不集中、抑郁、自杀念头等）。同时，也有实验进一步研究了局部外用 0.25% 非那雄胺溶液的剂量依赖性效应。结果发现，0.25% 非那雄胺溶液局部给药（100 μL/d 和 200 μL/d）可能是治疗 AGA 的最有效的治疗方案。

▶ 度他雄胺

度他雄胺对 I 型和 II 型 5-α 还原酶抑制剂均有抑制作用，并且是非那雄胺的数倍（分别为 3 倍和 100 倍），因此其降低头皮 DHT 的能力更强。2017 年，对 90 例男性 AGA 进行的为期 24 周的研究，对口服 0.5 mg 度他雄胺和 1.0 mg 非那雄胺的疗效进行比较，结果发现，度他雄胺增加了每平方厘米的毛发总数，并且增加了毛发的直径。度他雄胺最明显的不良反应也是性功能障碍，一项度他雄胺的 III 期临床试验表明，AGA 患者对度他雄胺耐受性良好。在 4 年的研究期间，最常见的性功能障碍的发生率总体上呈下降趋势。2 年后开始接受度他雄胺治疗的患者与基线开始治疗的患者有相似的不良反应模式，在 24～48 个月内不良反应的发生率下降，第 1 年为 6.0%，第 2 年为 1.7%，第 3 年为 1.4%，第 4 年为 0.4%。

▶ 螺内酯

螺内酯能阻断靶组织的雄激素受体并降低睾酮水平，从而发挥抗雄激素的作用。通常，口服 50～200 mg/d 的螺内酯对女性雄激素脱发患者不会出现严重的不良反应，因此螺内酯长期治疗是相对安全的。研究发现，局部外用螺内酯对活性部位的渗透率较高，其优点是能将口服螺内酯的不良反应降低。不仅如此，一项为期 12 个月的随机对照研究发现，1% 螺内酯联合 5% 米诺地尔外用凝胶剂对男性和女性 AGA 均有效，并且能够增加疗效。

▶ 富血小板血浆（PRP）

PRP 是一种从不含红细胞的全血经离心提取的蛋白质和生长因子的浓缩物。自体活化 PRP 和非活化 PRP 中的生长因子在毛发生长中的作用已被证明。据一项对 12 例男性和 13 例女性 AGA 患者进行的安慰剂对照、随机试验中，PRP 组的患者接受 3 次 PRP 治疗，治疗间隔 1 个月；安慰剂组患者接受 3 次安慰剂治疗，治疗间隔 1 个月。治疗 6 个月后，PRP 治疗部位的毛发密度比安慰剂对照部位增加得更多。不良反应包括治疗后水肿和压痛、银屑病样头皮反应、静止期脱发、继发感染和瘢痕形成等。

▶ 前列腺素及前列腺素类似物

前列腺素被报道在 AGA 的发病机制中起作用。它们是一组分布在人体不同组织中的不饱和脂肪酸，参与多种细胞功能，包括增殖、分化和凋亡。有研究发现，在毛囊单位中，前列腺素 E2 和前列腺素 F2α 可刺激毛发生长，而前列腺素 D2 则被发现可限制毛发生长和诱导毛囊微型化。此外，前列腺素 F2α 类似物拉坦前列素已被批准用于通过改善局部血液循环来促进眉毛和睫毛的生长。

针对 AGA 的其他治疗手段还包括低能量激光治疗（波长一般选择 655 nm，尤其针对伴有头皮炎症的患者）、中胚层疗法，以及细胞治疗等。

（吴　巍）

哪些人需要植发

随着社会的发展和人们审美观念的不断提高，脱发问题越来越受到重视。而植发手术作为一种有效的治疗方法，已成为许多脱发患者关注的焦点。那么，哪些人适合植发呢？

▶ 什么是植发

植发，又叫做毛发移植术，是一种将供区毛囊单位或毛囊组织移植到受区的手术方法。其中治疗雄激素性脱发所采用的毛发移植术，通常选择枕后区（优势供区）作为供区，将毛囊移植到秃发区。植发手术不仅可以帮助患者恢复自信，改善形象，还能显著提升生活质量。

▶ 哪些人适合植发

（1）**雄激素性脱发**：雄激素性脱发（AGA）是最常见的脱发类型，通常表现为额颞部和头顶部的毛发逐渐稀疏。植发可以用于雄激素性脱发的治疗，但由于这种脱发类型伴随一生，因此需要结合相应的防脱发药物治疗，才能达到最佳效果。

（2）**瘢痕性秃发（脱发）**：由于外伤、烧伤或手术导致的瘢痕性秃发，可以通过植发手术来改善。这种情况下，移植的毛囊可以重新生长，覆盖瘢痕区域，恢复毛发的自然外观。

（3）**胡须缺损**：对于因外伤或对原有胡须外观不满意的人，可以通过毛发移植术来改善胡须的密度和形状，达到理想的外观效果。

（4）**眉睫稀疏**：先天性眉毛、睫毛稀疏或因外伤、疾病导致的眉毛、睫毛缺失，可以通过毛发移植术来改善。这类手术可以精确地增加眉毛和睫毛的数量，提升面部整体美感。

（5）**女性型脱发**：女性型脱发病因复杂，因其伴有原生发逐渐脱落等问题，植发手术以后仍需继续防脱发药物治疗，否则一旦原生发持续脱发，则术后效果不理想。

（6）**体毛缺损或稀疏**：先天性或后天外伤造成的体毛缺损或稀疏，例如阴毛稀疏、腋毛等，也可以通过毛发移植术来改善。

▶ 植发手术的优势和风险

优势：植发手术可以有效改善脱发的问题（仅限于移植区域的脱发问题，未植发的区域，其原生发仍有持续性脱发的可能，需要结合药物预防脱发的进展），提升形象，重拾自信，改善生活质量。而且，植发后的头发与正常头发一样，可以进行各种造型和护理。

风险：植发手术相对安全，其分为 FUT（单位毛囊移植）和 FUE（单位毛囊提取）两种方式，目前国内 90% 以上医生采用 FUE 方式，点状提取，不开刀不拆线，术后恢复期短，患者满意度高。但由于植发手术的成活率和术后的外观是否自然，与脱发治疗经验和手术方案的设计息息相关，因此，需要选择正规的医院和专业的医生进行手术，并注意手术前的准备和术后的恢复。

▶ 健康加油站

毛囊是人体的一个微小器官，毛囊中含有毛囊干细胞，参与毛发再生、皮肤修复的调节功能。毛囊呈周期循环，每一个周期包括生长期、休止期和退行期。

脱发与多种因素有关，包括年龄、激素、遗传、免疫力、环境、情绪、贫血、饮食习惯、生活方式和头皮炎症等。为了预防脱发，建议注意以下几点：

（1）**饮食均衡**：保持均衡的饮食，摄入足够的蛋白质、维生素和矿物质，有助于毛发健康。

（2）**减少应激**：长期的心理压力会影响内分泌系统，导致脱发。学会放松，减轻压力，有助于维持毛发健康。

（3）**避免过度使用化学药品**：染发、烫发等化学处理会损伤头发和毛囊，建议减少频率，选择温和的护发产品。

（4）**良好的生活习惯**：保持良好的生活习惯，如定期锻炼、充足睡眠和避免烟酒等不良嗜好，有助于整体健康和毛发健康。

一旦出现脱发问题，建议及时到专科门诊就诊治疗。早发现早治疗，有助于控制脱发的进展，恢复头发的健康。

（吴　巍）

减肥和健身会导致脱发吗

25 岁的小伙子阿明体重严重超标，他好不容易下定决心开始减肥。然而，由于家族有遗传性脱发的历史，他正在严格按照医嘱用药治疗脱发问题。阿明担心减肥会导致脱发加重，于是特来门诊咨询医生这个问题。另外，阿明还采用了运动健身的方式来减肥，于是问医生，运动健身会导致脱发吗？

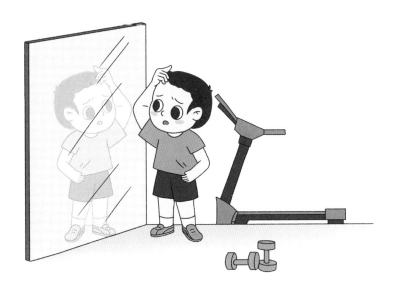

▶ 减肥会导致脱发吗

采用不科学的减肥方式，的确可能导致脱发。以下是一些可能导致脱发的不科学减肥方法。

1. 过度节食

过度节食或只吃单一营养的素食，会导致缺乏头发生长所需的关键营养素，如蛋白质、铁、锌和其他微量元素。这些营养素对于毛囊的健康和头发的生长至关重要。缺乏这些营养素会导致毛囊萎缩，头发变得稀疏和脆弱，最终导致脱发。在减肥期间，确保营养均衡是至关重要的。建议摄入富含蛋白质的食物，如豆制品、瘦肉、鱼类等。此外，应多补充富含维生素和矿物质的食物，如南瓜子油、坚果、蔬菜和水果，这些食物有助于头发生长和毛囊健康。

2. 滥用减肥药物

不规范服用减肥药物，会导致内分泌失调，从而导致脱发。一些减肥药物通过影响激素水平来抑制食欲或增加代谢，但这些药物也可能干扰体内激素的正常平衡，导致脱发。建议在专业人士的指导下使用减肥药物，避免盲目自行服药。科学减肥不仅需要合理的饮食，还需要在专业人士的指导下进行药物的使用。

▶ 健身会导致脱发吗

运动有可能会引起睾酮升高，但是睾酮高与脱发并没有必然的联系，脱发主要是由于二氢睾酮（DHT）与雄激素受体相结合，缩短毛囊的生长期，导致头发变细软，干扰头发的生长，从而引起脱发。遗传因素在这其中起到了决定性作用。尽管运动可能会短暂性地增加睾酮水平，但并不会显著增加 DHT 的水平。因此，运动本身并不会直接导致脱发。

适度的运动有助于改善全身的血液循环，增加头皮的血流量，从而为毛囊提供更多的氧气和营养物质，这有助于促进头发的健康生长。此外，运动还有助于减轻压力，而压力也是导致脱发的一个重要因素。通过运动来减压，可以间接地降低脱发的风险。

▶ 科学的减肥与健身建议

为了既能减肥又能保持头发健康，需要遵循以下建议：

（1）**均衡饮食**：在减肥过程中，要确保饮食中包含足够的蛋白质、铁、锌和维生素。这些营养素对毛囊的健康至关重要。可以通过摄入多种食物，如瘦肉、鱼类、豆制品、坚果、蔬菜和水果来获得这些营养素。

（2）**合理运动**：选择适度的有氧运动和力量训练，可以帮助燃烧脂肪和增强肌肉。同时，避免过度运动，因为过度的体力活动可能会导致身体压力增加，反而不利于健康。

（3）**避免不规范使用减肥药物**：减肥药物应在专业医生的指导下使用，避免自行盲目服用。许多减肥药物可能会引起内分泌紊乱，进而影响头发健康。

（4）**保持良好的心理状态**：减肥过程中，保持积极的心态和合理的期望值很重要。不要给自己过大的压力，因为压力本身也是脱发的一个重要因素。可以通过瑜伽、冥想等放松活动来减轻压力。

（吴　巍）

科学解读眉毛移植术

众所周知，眉毛不仅是面部表情的重要组成部分，还能影响一个人的整体形象。许多人由于先天性眉毛稀疏或面部瘢痕导致眉毛缺失，常常希望通过眉毛移植术来改善。那么，什么是眉毛移植术？哪些人适合进行眉毛移植？下面让我们来详细了解这一技术及其相关问题。

▶ 什么是眉毛移植术

眉毛移植术，就是在局麻下从后枕部、耳后发际线内或颞部头皮条切取或者点状环转切取单株毛囊，体外精细分离出单根毛囊，按照原有眉毛的生长方向植入眉毛稀疏或缺损处。这种手术方法能够精确地重建眉毛，使其看起来自然、美观。眉毛移植术的原理类似于头发移植，但因为眉毛的生长方向和密度不同，需要更高的技术和精细度。

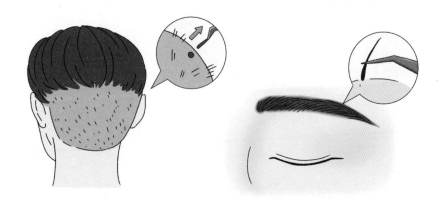

▶ 什么时候可以恢复

一般来说，眉毛移植术后即刻就可以达到很自然的外观，1周左右消肿，毛发完全成活一般需要 9 个月左右。其中，术后 2 周～ 3 个月为脱落期，这期间移植的毛干会脱落一部分，这属于正常现象，不必担心。术后 6 ～ 9 个月为生长期，眉毛会逐渐长出并变得浓密，需要 7 ～ 10 天修剪一次。在此过程中，建议每 3 个月左右来门诊复诊一次，以便医生随访跟进，确保恢复顺利并达到预期效果。

▶ **什么样的情况可以做眉毛移植，手术时间需多久**

眉毛移植适应证：

（1）先天性眉稀疏，如 EB 综合征，先天性眉毛不对称，对原生眉毛外观不满意者等；

（2）瘢痕性眉缺损，如外伤或烧烫伤导致眉毛缺失，切眉术后眉缺损等；

（3）后天获得性眉缺失，如硬皮病伴眉缺损，文眉洗眉术后眉缺损，植皮术后眉缺损，血管瘤同位素治疗术后眉缺损等。

全眉移植，一般手术需要 5 ～ 6 小时；单侧眉毛移植需要 2 ～ 3 小时。

▶ **常见问题解答**

1. 如果是天生眉眼不对称，手术后能完全对称吗？

眉毛移植术通过原生眉眼间距和五官比例进行定位设计，因此如果双侧眉眼间距差异较大，医生只能尽力调整到最优情况，无法做到完全对称。如果眉眼间距差异明显，可以先通过眉毛上缘皮肤切除法或前额提眉拉皮手术改善眉眼不对称情况，然后再进行眉毛移植术。

2. 存活率多少，做完以后需要二次加密吗

对于先天性眉毛稀疏的患者，一般一次手术存活率保守估计在 90% 以上，不需要二次加密。如果是瘢痕性眉缺损，由于瘢痕区域血供较差，毛囊存活较难，存活率可能在 80% 左右，若为凹陷性贴骨瘢痕，可以先行自体脂肪充填后再行眉毛移植术。瘢痕性眉毛缺损可能需要二次加密手术。

3. 植眉手术用的什么技术，做完以后术区创口大吗，会看见瘢痕吗

眉毛移植术使用的是 FUE 微针技术，这种技术具有选择性挑选直径与外观与原

生眉毛匹配的毛囊、供区创伤小和瘢痕不明显的优点。在正常社交距离下无法观察出明显瘢痕，是眉毛种植的较佳选择。

4. 眉毛移植术，是用头发毛囊种植的，以后会像头发一样变长吗，需要定期修剪吗

由于眉毛移植术一般选择头发作为供区，所以移植的眉毛会像头发一样变长，需要定期修剪。一般建议每 7～10 天修剪一次，以保持理想的眉毛形状和长度。

5. 术后可以洗脸吗

术后可以洗脸，但需注意避免接触到眉毛种植区域。术后第 3 天眉毛可以碰清水，术后第 5 天可以使用不刺激的洗面奶轻轻清洁面部，但仍需避免过度摩擦移植区域。

（吴　巍）

为何熬夜会脱发

现时，熬夜几乎成了许多人的常态。长期的工作压力、学习任务以及丰富的夜生活，使得不少人经常深夜才入睡，导致睡眠不足。许多发友也因为长期熬夜，出现了脱发的情况。那么，究竟几点睡才算熬夜？熬夜为何会导致脱发？

▶ 什么是健康的睡眠

睡眠对我们的健康和日常生活质量至关重要。长期以来，早睡早起和按时作息一直被认为是保持健康的生活习惯。然而，最新的科学研究表明，睡眠的规律性和充足性比单纯的入睡时间更为重要。

根据 2020 年一项研究显示，规律和充足的睡眠，才是维持健康的关键。研究表明，即使睡觉时间晚于传统的"早睡"时间，只要睡眠时间规律且足够，同样有助于身体健康。因此，并不是简单地在晚上 10 点前入睡就意味着健康，而是在于保持睡眠时间的一致性和充足性。

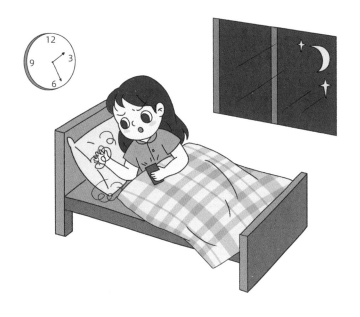

▶ 熬夜为什么会导致脱发

尽管目前没有医学研究证明熬夜与脱发之间的直接联系，但熬夜确实可能成为脱发的诱因。毛囊是身体中最微小的器官之一，对激素和免疫功能的变化极为敏感。熬夜会影响身体的激素分泌和免疫功能，这些变化可能导致毛囊从生长期向休止期转变，从而增加掉发的数量。熬夜可能导致身体代谢紊乱，增加对维生素和微量元素的破坏，从而影响毛发和毛囊的功能，导致头发脱落。此外，熬夜后身体疲惫，可能出现打呼噜现象，打呼噜导致的缺氧也可能引起头发掉落，甚至斑秃。睡眠不足可能引起肝肾功能下降，而中医认为肾之华在于发，肝肾功能受损会影响头发的营养供给，从而可能导致脱发。睡眠不足还可能导致用脑过度，使神经过度紧张，血液运行受影响，这些因素都可能与脱发有关。

▶ 熬夜对身体的其他影响

除了脱发，熬夜对身体的其他方面也有诸多负面影响，包括：

皮肤变差： 熬夜会导致皮肤新陈代谢变慢，影响皮肤的修复和再生能力，使皮肤变得暗淡、干燥，容易出现痘痘和细纹。

加速衰老： 长期熬夜会导致身体内自由基增加，损害细胞健康，加速身体的衰老过程。

体重增加： 睡眠不足会影响体内瘦素和饥饿素的分泌，使人更容易感到饥饿，从而导致饮食过量和体重增加。

记忆力减退： 睡眠对大脑的记忆整理和储存功能非常重要。熬夜会影响这一过程，导致记忆力减退，注意力不集中，学习和工作效率降低。

▶ 如何改善睡眠，避免熬夜

为了避免熬夜对身体和头发的损害，建议大家养成以下良好的睡眠习惯：

保持规律作息： 尽量每天在固定时间上床睡觉和起床，即使在周末也要保持一致。这有助于生物钟的稳定，促进高质量的睡眠。

创造良好的睡眠环境：睡眠环境对于睡眠质量至关重要。保持卧室安静、黑暗、凉爽，可以帮助快速入睡。另外，选择舒适的床垫和枕头，也能提高睡眠质量。

避免刺激性食物和饮品：在睡前避免摄入咖啡因、酒精和辛辣食物，因为这些会影响入睡和睡眠质量。可以选择喝一杯温牛奶或花草茶，有助于放松身心。

适量运动：适度的运动可以帮助缓解压力，促进睡眠。但需要注意的是，避免在睡前 2 小时内进行剧烈运动，以免影响入睡。

减少电子产品使用：睡前尽量减少使用手机、电脑等电子产品，因为蓝光会抑制褪黑素的分泌，影响入睡。可以选择阅读一本内容轻松的书籍，作为睡前的放松活动。

健康的睡眠不仅对我们的身体健康至关重要，对于头发的健康也有着重要的影响。规律而充足的睡眠，可以帮助我们保持头发的健康，减少脱发的风险。如果您已经出现了脱发问题，建议选择正规专业的医疗机构进行治疗，切勿自行盲目用药。

（吴　巍）

话说头皮纹绣

许多脱发患者因为各种原因暂时不想植发或戴假发，他们常常会问医生，是否有其他方法让头皮看起来有头发。针对这种情况，头皮纹绣（Scalp Micropigmentation，SMP）是一种可以考虑的有效方法。

▶ 什么是头皮纹绣

头皮纹绣，即头皮微色素沉着。它适用于患有各种类型脱发的男性和女性，可以用来帮助隐藏头皮瘢痕以及各种脱发问题。其原理是运用仿真纹绣技术，在缺少毛发的头皮上，通过纹绣器材，将与毛发颜色相近的色素植入皮肤组织内形成稳定的色块，从而形成自然的毛发感。

SMP 纹发并不是医美手术，而是一种纹绣技术。它采用专门的器械，将专门用于头皮微着色的色素注入到头皮缺少头发部位的皮肤表层，形成密集的着色点。这些着色点的颜色和形状看起来非常接近自然生长的发根，以此达到掩饰脱发的目的。

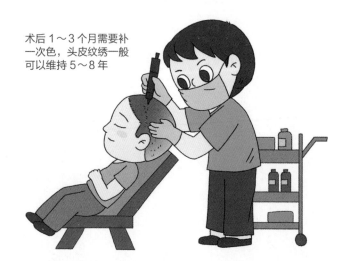

术后 1～3 个月需要补一次色，头皮纹绣一般可以维持 5～8 年

▶ 头皮纹绣可以维持多久

头皮纹绣的效果并不是永久的。通常在术后 1～3 个月需要进行一次补

色，以确保颜色的均匀和效果的持久。一般情况下，头皮纹绣可以维持 5～8 年。但实际维持时间会因个人的新陈代谢差异、生活习惯和护理方式的不同而有所变化。

▶ 头皮纹绣的效果如何

头皮纹绣的效果取决于多个因素，包括医生的技术水平、使用的颜料质量和纹绣器材的优劣。为了达到最佳效果，建议选择正规专业的机构，找经验丰富的医生，并使用安全、自然和不伤身体的植物色料。一个成功的头皮纹绣可以在头皮上形成自然的毛发感。

▶ 什么样的情况才适合头皮纹绣

头皮纹绣适用于以下几种情况：

雄激素性脱发：雄激素性脱发是最常见的脱发类型，表现为前额和头顶部的毛发稀疏。头皮纹绣可以有效掩饰这些区域的脱发，使头发看起来更加浓密。

先天性毛发稀疏：有些人天生毛发稀疏或发际线较高，头皮纹绣可以帮助他们改善外观。

头皮瘢痕：因外伤、手术等原因导致的头皮瘢痕，可以通过头皮纹绣来掩盖，使头皮看起来更加自然。

斑秃和普秃：斑秃和普秃患者可以通过头皮纹绣来掩饰脱发区域，提升整体形象。

需要注意的是，有头皮炎症、过敏体质或传染性疾病的患者，不推荐进行头皮纹绣，以避免不必要的风险。

▶ 头皮纹绣对原生发有什么影响

头皮纹绣对原生发是没有影响的。SMP 着色是微色素着色，只要按照正确的操作方式规范操作，针头刺入皮肤真皮层的上缘，色料不会进入血液循环。而毛囊位于真皮层下缘，因此不会损伤到毛囊。

有部分患者反馈，头皮纹绣后毛发有生长的迹象，但目前没有科学依据支持这一点。

可能的原理类似于微针刺激头皮，通过轻微的创伤促进血液循环，从而刺激毛发生长。

▶ 头皮纹绣的具体流程

咨询与评估：在进行头皮纹绣之前，患者需要与专业医生进行详细的咨询。医生会评估患者的脱发情况、头皮健康状况和期望效果，并根据这些信息制订出个性化的纹绣方案。

设计与准备：根据患者的需求和面部特征，设计出最合适的纹绣图案和颜色。准备阶段还包括清洁头皮、麻醉处理等，以确保手术过程的舒适和无痛。

实施纹绣：医生会使用专门的器械，将色素精确地植入头皮表层。整个过程需要高度的技术和经验，以确保着色点的均匀性和自然性。

术后护理：术后患者需要遵循医生的护理建议，避免阳光直射和剧烈运动，保持头皮清洁，避免感染。定期补色也非常重要，以保持效果的持久。

▶ 头皮纹绣的优势与局限

1. 优势

即时效果：头皮纹绣可以立即看到效果，掩饰脱发区域，提升整体形象。

低风险：相比手术植发，头皮纹绣的风险较低，术后恢复快，适合不想或不能接受手术的人群。

灵活性：适用于各种类型的脱发和头皮问题，无论是局部脱发还是整体稀疏，都能取得良好效果。

2. 局限

效果非永久：头皮纹绣需要定期补色，维持时间因人而异，通常为 5～8 年。

不适用于所有人：有头皮疾病、过敏体质或传染性疾病的患者不适合进行头皮纹绣。

依赖技术：效果高度依赖于医生的技术水平和经验，需要选择正规机构和专业人士。

（吴　巍）

产后脱发怎么办

产后脱发是众多初为人母的女性在孩子来到这个世界后可能遭遇的一种头发问题。通常，这一现象在宝宝出生后的 3～6 个月内显现出来，可长达 1 年。产后脱发的典型表现是呈现全头头发弥漫性脱落，而非仅限于某块区域。

产后脱发属于生理性脱发范畴，一般可以自愈。其发生与自愈，与毛发周期循环是分不开的。

毛发周期循环生长，包括：生长期、退行期和休止期。生长期通常持续 2～6 年。85%～90% 的毛囊处于生长期。退行期大约 3 周。休止期：持续大约 3 个月。10%～15% 的毛囊处于休止期。由于在怀孕的美好时光，受到雌激素水平增高的影响，毛囊生长期的比例增多，退行期和休止期的比例减少，所以在孕期几乎是不脱发的。但产后 3～6 个月，随着激素水平的断崖式下降，大量孕期未进入休止期的毛囊几乎同步进入休止期，导致大量头发开始脱落，一般在 1 年内可以自行缓解。

▶ 产后脱发的主要原因

产后脱发是一种常见的现象，通常发生在产后 1～5 个月，主要原因包括：

（1）**激素变化**：孕期雌激素水平升高，延长了头发的生长期，产后雌激素水平迅速下降至孕前水平，导致原本处于生长期的头发进入休止期并脱落。

（2）**精神压力**：产后妈妈可能会因为角色转变、睡眠不足、家庭关系等因素感到压力大，这种情绪波动和精神压力可导致内分泌紊乱，影响头发的正常生长周期。

（3）**营养不良**：产后妈妈可能因为食欲变化或为了快速恢复身材而节食，导致营养摄入不足，特别是缺铁性贫血，可能诱发产后脱发。

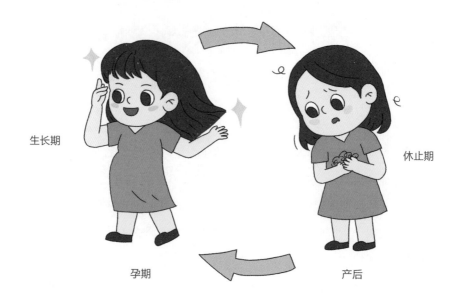

生长期

休止期

孕期

产后

（4）头发护理不当：在传统观念中，有些产妇在坐月子期间不洗头，这可能导致头皮的皮脂分泌物和灰尘混合堆积，影响头皮健康，引起脱发。

（5）甲状腺功能异常：产后甲状腺功能异常也可能导致脱发，通过干预甲状腺激素后，脱发可以恢复。

▶ 产后脱发的常用治疗方法

1. 一般治疗

保持良好的心态和均衡的饮食，多吃新鲜蔬果和五谷杂粮以及豆类、动物性食品等。注意头发清洁，一般2～3天洗一次；用梳子按摩头皮，改善头皮血液循环，减轻脱发。

2. 药物治疗

在医生指导下使用药物，如补充钙剂、铁剂、谷维素和胱氨酸等。

3. 中医治疗

从中医学角度看，产后脱发通常是血虚肾精亏虚所致，调理原则是补益气血和益肾填精，可以使用地黄、覆盆子和何首乌等药材，促进头发再生，防止脱发。

4. 心理治疗

产后情绪变化大，易产生抑郁、焦虑等不良情绪，应及时咨询心理医生，疏导不良情绪，减轻精神压力。

5. 头皮清洁与养护

根据个人头皮的油腻程度，1～2天洗一次头，使用精油如茶树、迷迭香精油减少头皮油脂分泌。注意，头皮的清洁和养护是基础工作，但单靠防脱洗发水和育发液帮助生发效果有限。

6. 微针治疗

使用纳米微针电动操作，可以配合药物使用促进药物吸收，以提高疗效。

7. 弱激光治疗

使用650 nm波长的激光，有利于抑制油脂分泌、毛发生长，配合药物和微创伤使用效果较好。

8. 避免使用刺激性强的护发产品

选择一些温和的洗发水和护发产品，避免对头皮和头发造成额外的刺激。

9. 适当补充营养素

产后脱发可以通过补充一些特定的营养物质来改善，促进毛发生长的食物。通常，富含对头发健康有益的营养素，以下是一些可以促进毛发生长的食物：

（1）**富含蛋白质的食物**：鸡肉、鱼肉、鸡蛋、豆制品。蛋白质是头发的主要成分，有助于头发生长和修复。

（2）**富含铁的食物**：红肉、绿叶蔬菜（如菠菜）、豆类、坚果、干果（如杏干）、牡蛎。铁质有助于红细胞运输氧气至毛囊，促进头发生长。

（3）**富含维生素E的食物**：坚果（如杏仁）、种子（如向日葵籽）、绿叶蔬菜。维生素E是一种抗氧化剂，有助于保护毛囊免受损伤。

（4）**富含维生素C的食物**：柑橘类水果、草莓、猕猴桃、西红柿。维生素C有助于铁的吸收，并且对胶原蛋白的合成至关重要。

（5）**富含Omega-3脂肪酸的食物**：鲑鱼、金枪鱼、亚麻籽、胡桃。Omega-3

有助于保持头皮和头发的水分，减少干燥和断裂。

（6）**富含锌的食物**：牡蛎、南瓜子、红肉、豆类。锌也有助于维持头发的弹性和强度。

（7）**富含硒的食物**：巴西坚果、海鲜、全谷物。硒是一种抗氧化剂，有助于保护头发免受自由基的损害。

（8）**富含 B 族维生素的食物**：全谷物、瘦肉、鸡蛋、绿叶蔬菜。B 族维生素对头发的生长周期有积极作用。

（9）**富含生物素的食物**：鸡蛋、坚果、全谷物、酵母。生物素有助于头发的强度和生长。

（10）**富含碘的食物**：海藻、海带、鱼类。碘有助于甲状腺功能，影响头发的生长和健康。

（11）**富含硅的食物**：绿叶蔬菜、根茎类蔬菜。硅有助于头发的强度和光泽。

10. 保持心情愉快

心情舒畅对头发生长有益，应避免精神紧张和焦虑。

以上这些治疗方法可以单独使用，也可以结合使用，以期达到最佳效果。

产后脱发属于生理性脱发范畴，一般情况下可以自行缓解，但是如果产后脱发超过 1 年仍未见缓解，提示可能合并了其他类型的脱发，请及时到专科诊室就诊。

（吴　巍）

"扬眉吐气" 的提眉术

随着年龄的增长，很多人会发现自己的眼睛明显耷拉、变小，眼神也不似年轻的时候电力四射，这主要是因为上眼睑的松弛让眼睛失去往日的风采。此时别担心，提眉术可以帮你"扬眉吐气"，同时解放你的双眼！

▶ 谁最需要提眉术

首先，让我们一起来探索一下提眉术的奥秘。想象一下，通过一点小魔法，你的眉毛就能提升到恰到好处的位置，同时上眼睑的松弛也得到了改善，让你的眼睛再次闪烁出年轻的光芒。那么，哪些人需要这样的魔法呢？

（1）那些眉毛似乎总是挂着"世界末日"表情的人；

（2）那些想要让自己的眼睛看起来更大更有神的人；

（3）那些上眼睑松弛，感觉眼睛疲惫不堪的人；

（4）还有那些眼部呈现三角形外观，一副愁眉苦脸的人。

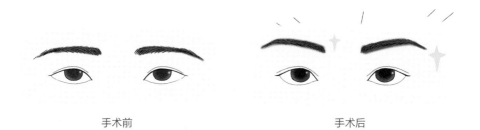

手术前　　　　　　　　　　　　手术后

▶ 如何施展提眉魔法

接下来，让我们看看这些提眉魔法是如何施展的。这里有几种流行的提眉术，每一种都可能是为你的眉毛量身定做的"魔法"：

根据切口位置的不同，手术方法可以分为多种：

内镜下提眉：想象一下，医生在你的头皮下轻轻挥动内镜，就像是在玩一场精妙的魔术游戏，让你的眉毛不知不觉间提升了，同时上眼睑也紧致起来。

经额提眉：这可是提眉魔法中的"传统秘方"，医生会在你的头皮上做一个隐秘的切口，然后像变魔术一样提升你的前额和眉毛，上眼睑的松弛也会随之消失。

眉下切口提眉：如果你的眉毛需要更直接的帮助，这种横向切口的魔法可以迅速去除多余的皮肤，让你的眉毛恢复年轻姿态，上眼睑也能得到紧致。在中国，由于女性通常具有较宽的眉眼间距，眉下切口提眉术更为常见。

▶ 手术风险和并发症

除了介绍提眉术这个魔法外，对它存在的风险也要有一定的了解，那么这个手术主要存在什么手术风险和并发症呢？

（1）**术中出血：**例如，你在给眉毛做"美容按摩"时，不小心按到了一个小小的"水龙头"，产生了一些"水滴"（出血）。

（2）**损伤上睑提肌腱膜导致上睑下垂或眼球后出血：**这就像是在给眉毛"提升"时，不小心按错了开关，导致眼皮"掉下来"或眼球后出现一些"小意外"。

（3）**眼睑瘀斑：**术后你可能会得到一些免费的"烟熏妆"，这是由眼睑上的瘀斑造成的，不过别担心，这些"烟熏妆"会随着时间的推移而消退。

（4）**术区水肿：**术后的水肿会让你看起来像是刚刚看了一场感人至深的电影，不过别担心，这种状态只是暂时的。

（5）**睑裂大小不一：**这就像是你的眼睛在"做鬼脸"，一个眼睛看起来比另一个眼睛大一些，不过这种"鬼脸"只是暂时的。

（6）**睑外翻或眼睑闭合不全：**这就像是你的眼睛在"翻白眼"或者"做眼保健操"，不过别担心，这些"表情"只是暂时的。

虽然我们用幽默直白的方式来描述了这些风险和并发症，但它们是真实存在的，手术前都应该认真对待，并与专业医生充分沟通。

▶ 术前准备与术后护理

　　了解完提眉术这一魔法及魔法存在的风险和并发症外，如果真的决定要让魔法来改变自己上眼睑松弛的问题，还需要了解术前需要准备的事宜及术后护理。

　　（1）**术前准备**：术前应避免服用激素、抗凝药物和扩血管药物，女性患者应避开月经期。

　　（2）**术后护理**：术后应注意伤口护理，避免碰水，定期换药，并在术后1周拆线。建议使用抗瘢痕药物来预防瘢痕的产生，同时忌烟酒，注意休息，避免做皱眉等相关表情。

　　（3）**手术效果和维持时间**：提眉手术可以提升眉毛，改善眼神，使人看起来更年轻。但任何抗衰老方式都只是减缓衰老的过程，不能完全阻止。因此，手术效果可能会随时间逐渐减弱 。

　　除了了解提眉术这一魔法，还有些常见的问题大家也要知道。例如：

　　做完提眉手术多久可以正常饮食？术后1周清淡饮食，1周左右就可以恢复正常饮食。

　　提眉手术会保留眉毛吗？提眉手术会尽量保留眉毛。

　　提眉手术后，晚上睡觉会不会闭不上眼睛？不会。

　　提眉手术疼吗？局麻下手术，不会感到疼痛。

　　总之，提眉术就如同一种魔法，可以让你的双眼重放光彩，同时解决上眼睑松弛的问题。但也存在一些风险和并发症，所以大家在选择手术前一定要充分了解这个手术的风险及并发症，同时和手术医生要进行充分沟通。这样就可以在"扬眉吐气"的同时，做好充分的准备和恢复计划。

（郎　林　肖文天）

头皮屑增多会引起脱发吗

头皮屑增多可能会引起脱发。头皮屑是由头部皮脂腺分泌物和表皮角质层的新陈代谢作用共同产生的，导致头皮屑异常增多的因素主要有两种：生理性因素和病理性因素。生理性头屑是头皮细胞自然更新的结果，通常不会引起明显的脱屑或不适。每个人的头皮都会产生一定量的头皮屑，但大多数人不会注意到，因为它们很微小，主要与头皮皮脂分泌旺盛、内分泌失调、不良生活习惯、错误洗头方式有关系。而病理性因素为头皮感染了病菌、头癣和其他疾病。

▶ 病理性头屑的常见原因

（1）**脂溢性皮炎**：这是一种常见的皮肤炎症，表现为头皮屑增多、头皮发痒和油腻。脂溢性皮炎可能与皮脂腺分泌过多、马拉色菌的过度繁殖有关。

（2）**马拉色菌感染**：人体头皮上的主要真菌菌属是马拉色菌属（大于70%）。有研究表明寄居在头皮屑患者头皮上的马拉色氏菌的数量是寄居在正常人群头皮上的 1.5～2.0 倍，去除马拉色氏菌能有效改善头皮屑状况也证明了这一点。大多数马拉色菌是脂质依赖性的，在触发因素下可大量繁殖，宿主源性的脂质作为营养源，马拉色菌分泌的脂肪酶和磷脂酶会水解皮肤所含三酰甘油，释放油酸和花生四烯酸等不饱和脂肪酸，破坏表皮角质层的屏障功能，诱导角质形成细胞产生促炎细胞因子，从而引起皮肤炎症反应和脱屑。

（3）**头皮干燥**：干燥的皮肤或由于频繁洗头、烫发、染发等导致头皮屏障受损，可能引起头皮屑增多。

（4）**银屑病**：也称为牛皮癣，这是一种自身免疫性疾病，可以影响头皮，导致发红、头屑变多且厚。

（5）**过敏性炎症**：某些人可能对头发护理产品中的化学成分过敏，导致头皮发炎和脱屑。

（6）**不良生活习惯**：如熬夜、饮食不均衡、压力过大等，都可能影响头皮健康，加剧头皮屑问题。

（7）**头皮屏障功能受损**：过度清洁或使用刺激性强的洗发产品也可能会破坏头皮屏障，导致出现大量头皮屑。

▶ 头皮屑的常见治疗

　　面对头发出现头屑甚至头发脱落的情况，往往要综合性地进行修复，通过外界的干预手段在一定程度上实现对头皮微生态的恢复。在修复头皮的过程中，恢复头皮微生物平衡显得尤为重要，策略之一就是使用益生菌。原则上，对人类健康有益的菌都是益生菌。就像前面提到的清除马拉色菌只是表面的一部分，真正深层次的修复，是要对头皮屏障进行修复，恢复头皮生态的稳定。因此，如果你遇到了头痒、大量头皮屑脱落的情况，一定要及时调整自己的洗发水，尽可能选择那些对头皮微生态和头皮屏障具有修复功能成分洗发水，这样才能避免头皮进一步恶化而出现脱发的情况。当然，如果要得到长久改善，还是需要我们进行生活方式和饮食方式的调理，才能最终实现总体头皮屏障的恢复。

　　头皮屑的主要治疗方法通常是针对其原因进行，以下是一些常见的治疗方法：

　　（1）**使用抗真菌洗发剂**：含有抗真菌成分如酮康唑、二硫化硒、吡硫翁锌等的洗发剂可以减少由真

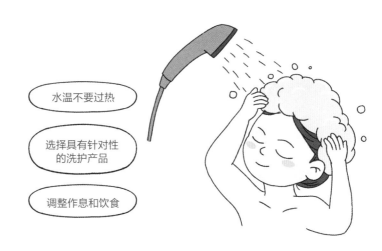

水温不要过热

选择具有针对性的洗护产品

调整作息和饮食

菌（如马拉色菌）引起的头皮屑。

（2）**调整饮食习惯**：减少油腻、辛辣和甜食的摄入，这些食物可能增加头皮油脂分泌，从而加剧头皮屑问题。

（3）**改善生活方式**：保持规律的作息时间，避免熬夜和压力过大，因为这些因素可能影响头皮健康。

（4）**使用含有水杨酸的洗护产品**：水杨酸有助于去除头皮的死皮细胞，减少头皮屑。

（5）**外用药物**：对于某些皮肤病如脂溢性皮炎或银屑病引起的头皮屑，可能需要使用外用药物，如糠酸莫米松、卡泊三醇软膏等。

（6）**口服药物**：在一些情况下，可能需要口服药物，如 B 族维生素补充剂，以调节体内的代谢和减少头皮屑。

（7）**正确洗头**：使用指腹轻轻按摩头皮，避免使用过热的水，以及不要过度洗头，以免刺激头皮。

（8）**避免过敏源**：如果头皮屑是由对某些洗护产品成分过敏引起的，应更换为无刺激性或过敏性较低的产品。

（9）**医学治疗**：在一些难以自行处理的情况下，应寻求专业皮肤科医生的帮助，进行针对性的医学治疗。

（10）**保持头皮清洁**：定期清洁头皮，去除多余油脂和死皮细胞，有助于减少头皮屑。

此外，如果头皮屑问题持续或伴有其他症状，应及时咨询医生进行诊断和治疗。

（吴　巍）

篇 七
神奇的激光光电技术

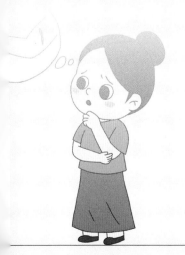

光电治疗改善"馒化脸"

随着现代医美技术的发展，越来越多的人选择通过面部填充来改善面部轮廓，使面部更加饱满、年轻。然而，过度或不正确的填充可能导致馒化脸的出现，即面部出现肿胀和不自然的外观。为了改善这一现象，光电治疗逐渐成为一种受欢迎的选择。

▶ 什么是"馒化脸"

"馒化脸"是一种形象的描述，用来形容面部出现的肿胀、松弛现象，导致脸部整体看起来像是一个膨胀的馒头。馒化脸学名叫做"面部过度填充综合征"（facial overfilled syndrome，FOS），主要表现为面部填充玻尿酸或脂肪后饱满浑圆、过于肿胀，看起来像发面馒头。这种现象主要出现在脸颊、前额、下巴和鼻子区域，这些区域饱满而没有原生组织的起伏感，以及面部正常的骨相结构和高光点，呈现出充气感、肿泡感，表情僵硬或笑不动。

▶ "馒化脸"的主要成因有哪些

"馒化脸"的形成原因有多种，包括面部衰老、面部填充、过敏以及肾小球肾炎等。随着年龄的增长，皮肤弹性减退，脂肪分布不均匀，面部凹陷或轮廓不明显，为了改善这些症状选择面部填充玻尿酸、脂肪等时，过度填充或注射位置不准确也可导致"馒化脸"的出现，

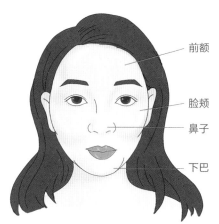

前额

脸颊

鼻子

下巴

局部有充气感表情僵硬

表现出面部肿胀、不自然的外观。此外，面部衰老、皮肤松弛等因素则会加剧"馒化脸"的形成。

▶ 光电治疗为什么可以治疗"馒化脸"

光电治疗"馒化脸"首先是通过加热真皮层、浅脂肪层及 SMAS 筋膜层作用于皮肤及皮下组织，达到紧致、提升和改善皮肤松弛的效果。其次是光电设备通过热作用把正常皮肤组织的热量传输到填充物如玻尿酸或者脂肪，促进填充物的代谢，减少肿胀。同时，热作用对长期填充后异物形成的瘢痕可能起到一定的软化作用，可弱化"馒化"部位的边界，改善凹凸不平的问题。

▶ "馒化脸"治疗可以选择哪些光电设备

"馒化脸"的改善或治疗方法包括停止进一步的填充治疗、等待填充物自然代谢、使用溶解酶加速填充物的分解等。对于严重的情况，可能需要通过手术等方式进行修复。如果患者不接受手术这种风险大且有创伤的方法，或者手术取出填充物难度较大，均可以选择光电进行治疗。目前治疗"馒化脸"所选择的光电类设备有射频、超声、长脉宽 1064 激光等，这些设备对"馒化脸"的修复有一定改善作用，均具有非剥脱、无损伤及无误工期，并且在加速填充物代谢的同时做到深层嫩肤、紧致和提升等优点。

（1）**射频（RF）技术**：一种高频交流变化电磁波，包括单极射频、双极射频、多级射频、点阵射频微针等。以热拉提为例，通过聚焦射频技术对皮肤进行分层加热，实现浅、中、深三层的精准加热，作用范围包括真皮层 +SMAS 筋膜层 + 脂肪层，可将射频能量精准的聚焦在皮下特定深度，对注射填充不同部位的内容物进行加热，加速代谢。

（2）**聚焦超声技术**：基于超声具有良好的组织穿透性和热沉积性，聚焦超声主要用于深部组织疾病，既往用于各种良恶性实体肿瘤的治疗，能准确将能量集中于预设焦点处，对填充部位较深但手术难以取出的填充物可以选择这个方式。除此之外，在上臂、胸部、小腹、臀部、腿部的治疗中聚焦超声也有一定效果。

（3）长脉宽1064激光：采用长脉宽激光对治疗部位进行深层加热，通过光热作用在多余脂肪层及填充物中形成热凝集，促进脂肪及玻尿酸等填充物的代谢。

▶ 馒化脸的治疗需注意什么

（1）**选择合适的治疗机构**：选择具有专业资质和经验的医美机构进行光电治疗，确保治疗的安全性和有效性。

（2）**遵循医生建议**：在治疗前，患者应详细告知医生自己的身体状况、过敏史，特别是既往注射史，越详细越好，比如注射机构资质、药物名称、厂家、剂量、部位、间隔时间等信息，医生会对患者的面部情况进行详细评估，包括馒化脸的程度、填充时间、原因以及患者的皮肤状况等。以便医生制订出个性化的合适治疗方案，包括治疗次数、使用的设备、参数以及预期效果等。

（3）**治疗操作**：在治疗过程中，医生会使用相应的光电设备对面部进行治疗操作，患者可能会感受到轻微的温热感或刺痛感，但通常可以耐受。注意：首次低能量低发数开始治疗，需多次治疗；根据患者面部"馒化"区域进行个性化调整（两侧明显大小脸的情况下，较大一侧增加治疗发数）；治疗中需要医生多次触摸填充物深度、体积和边界调整能量参数。

（4）**注意风险与并发症**：虽然光电治疗相对安全，但"馒化脸"内容物在皮肤内是否已经形成瘢痕、有否包囊存在，这些未知性增加了治疗的难度和效果，仍存在一定的风险和并发症，如皮肤灼伤、色素沉着等。因此，患者在进行光电治疗前应充分了解可能的风险和并发症，并在医生的指导下进行决策。

▶ 如何避免"馒化脸"的出现

除了光电治疗外，预防"馒化脸"的形成同样重要。首先，进行面部填充时应遵循"少量多次"的原则，避免一次性注射过多填充物。其次，选择经验丰富的医生和正规医疗机构进行医美手术，确保手术的安全和效果。同时，了解产品的基本属性，选择适合自己的填充材料。此外，在日常生活中保持良好的护肤习惯，定期进行皮肤清洁和保湿，避免长时间暴露在阳光下，也有助于预防面部衰老和馒化脸的形成。

（曾　颖）

火热的面部抗衰 "热拉提"

随着年龄增长，年轻的面庞会逐渐松弛下垂，出现皮肤皱纹、眼袋、泪沟、鼻唇沟加深、双下巴等诸多问题。其核心原因是皮肤变薄，胶原蛋白和弹力蛋白流失，以及皮下脂肪萎缩或移位并伴随脂肪组织纤维隔松弛等。

面部抗衰，一方面要重修失去"弹簧"的皮肤，增加皮肤胶原蛋白和弹性蛋白的含量；另一方面，只做"表面功夫"是不够的，还要在深层收紧脂肪纤维隔，减少讨人嫌的堆积下垂的脂肪，或者填充某些凹陷区来增加张力和支撑，才能事半功倍。

如何在无创、安全、舒适的前提下，促进皮肤胶原蛋白、弹力蛋白的新生，同时减少堆积下垂的脂肪？如何让我们松、垂、肥，逐渐衰老的脸重回紧致又轻盈的年轻态？接下来对当下火热的"热拉提"项目进行专业解答。

▶ 什么是"热拉提"

"热拉提"是一种基于电热的能量设备，属于射频治疗，治疗靶基是组织中的极性水分子或带电粒子。"热拉提 Plus"顾名思义，是热拉提的迭代版，主要有三个特点：

（1）"热拉提 Plus"突破了传统射频由表及里的加热模式，解决了作用层次浅、能量分散、易烫伤的问题，实现了逆向温度梯度，并通过隔空加热，精准聚焦热作用到皮肤层、皮下脂肪层或筋膜层，促进胶原蛋白、弹力蛋白和透明质酸的新生重塑，且可诱导脂肪细胞凋亡。

（2）"热拉提 Plus"有分层抗衰技术，可灵活实现不同治疗深度的自由切换，除治疗筋膜层之外，还可以选择性作用于真皮层或皮下脂肪层，实现精细分层、个性化治疗。针对不同年龄、不同肤质、不同问题的患者，做出个性化的抗衰解决方案。比如，衰老性的松垂肥和年轻姑娘的婴儿肥可以做热拉提，但是操作方案、治疗参数是不一样的！

（3）"热拉提 Plus"同时通过了美国 FDA、中国 CFDA、欧盟 CE 联合认证，设备配置聚焦射频治疗头，具有多点接触式强效制冷及真空负压装置，最大程度保障皮肤安全；同时配有滑动模式治疗头，带来舒适无痛的治疗体验。

该治疗无需任何麻醉。其独特的射频频率（40.68 兆赫）是以极性水分子和带电粒子作为靶基来实现组织加热的，对亚洲深肤色人群的治疗没有色素选择性，避免了激光治疗亚洲人群带来的表皮烫伤、色素沉着等风险。

▶ "热拉提"的常见问题解答

1. 适合多大年龄的人做？

热拉提 Plus 适合的求美者人群，并不是以年龄为参考的，而是面向有抗衰意愿和诉求，需要改善皮肤松弛、下垂，或者要减少皮下多余脂肪的人群。

2. "热拉提 Plus"能满足什么需求？

一种是面部皮肤松弛下垂、同时伴有双下巴或鼻唇沟外上方、口角外侧脂肪堆积的人；另一种是胖脸或婴儿肥，可以使皮肤紧致，改善松弛，鼻唇沟变浅，下颌轮廓更清晰。如果是瘦脸，有颞部、颊部等处的凹陷，可以通过"热拉提"收紧皮肤后，在凹陷区做玻尿酸或自体脂肪充填，以柔化轮廓，加强支持，达到更好的年轻化效果。如果皱眉头、抬眉毛或者笑起来时出现动态的皱纹，则可以联合肉毒毒素注射治疗。

3. 做完一个疗程后如果没有接着做，皮肤会不会变得更松呢？做这个项目有没有依赖性？

"热拉提 Plus"的治疗原理是促进自身胶原蛋白、弹力蛋白和透明质酸新生，这些东西是自己的皮肤实实在在长出来的，而且随着新生组分增加，效果逐渐变好。因为脂肪细胞对热作用更敏感，瘦脸减脂效果更好。在恰当的适应证把控下，不会越做越松，也没有依赖性。如果面部某些区域脂肪少、凹陷，可以通过参数设置退浅治疗深度，并控制区域治疗时长，保护皮下脂肪容量。最好的治疗是对松弛移位的衰老组织进行复位，通过适度的能量治疗改善组织细胞的功能，重回年轻态。

4. 做完"热拉提 Plus"有没有即刻效果，什么时候效果最好

"热拉提 Plus"治疗后即刻就有紧肤减脂的效果。治疗后 1 个月内属于新生期，皮肤、皮下脂肪纤维间隔、SMAS、韧带等组织内胶原蛋白、弹力蛋白和透明质酸等物质不断合成；治疗后 1～3 个月属于巩固期，随着组织内多种物质的新生，数量增多，排列会更密集，老化受损的组织得到重塑，松弛下垂进一步改善。热拉提通常建议治疗 3 次为一个疗程，治疗间隔 1～3 个月，根据皮肤松弛情况、脂肪堆积程度再选择个性化的治疗方案。保养性治疗，1 次即可，后期可根据皮肤状态重复治疗。

5. 治疗后用抗衰产品配合效果会不会更好

射频治疗后可以敷面膜给皮肤补充水分，配合外用保湿、修复产品效果会更好。并且，做好防晒，降低光老化造成的皮肤损伤。

6. "热拉提 Plus"面部做完一次能维持多久

射频治疗会让皮肤有即刻提升的效果，一般 3～6 个月内会有胶原蛋白、弹力蛋白等的新生。持续效果因人而异，这与您治疗前的衰老情况、严重程度、遗传因素及术后保养、身体健康水平、生活习惯等都有关系。当然，越年轻，保养情况越好，身体健康、作息规律的人衰老速度越慢，维持时间越久。想要美丽的朋友一定不要酗酒、吸烟、熬夜；要控制工作压力，适当健身，保持快乐心情，这对抗衰变美是很重要的。

（董继英）

美丽视点：冷冻溶脂知多少

　　随着生活水平的日益提高，减脂塑形治疗受到越来越多的关注。目前，临床疗效最为肯定的是脂肪抽吸术，但也存在麻醉风险和手术并发症，因此无创治疗的需求日益增加。2019年，美国美容整形外科学发布的一项调查显示，非手术减脂已成为排名第4的非手术医美项目，仅次于肉毒毒素注射、透明质酸注射和脱毛治疗。

▶ 冷冻溶脂技术发展

　　目前，临床上开展的非手术减脂以冷冻溶脂、激光、射频和高强度聚焦超声等技术应用最为广泛，可以达到减少脂肪细胞数目和/或体积的目的。在所有非侵入性治

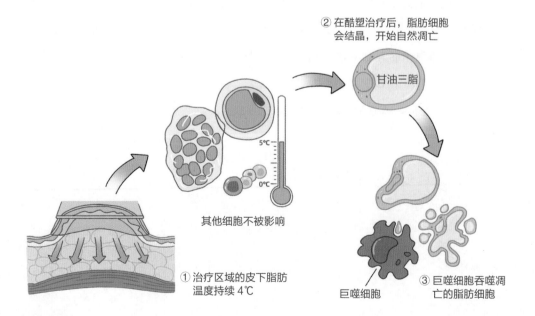

② 在酷塑治疗后，脂肪细胞
　会结晶，开始自然凋亡

甘油三脂

其他细胞不被影响

① 治疗区域的皮下脂肪
　温度持续4℃

巨噬细胞

③ 巨噬细胞吞噬凋
　亡的脂肪细胞

疗中，冷冻溶脂因其效果明显、创伤小、恢复时间快、对正常生活影响小等特点而备受关注。一项研究发现，在动物模型中，冷冻后 1 小时脂肪细胞并无明显变化，未出现炎症细胞；治疗后第 2 天开始，局部诱发炎症反应，中性粒细胞和单核细胞开始浸润，该反应在第 14 天达到高峰并持续至第 30 天。期间，部分脂肪细胞体积缩小，巨噬细胞开始吞噬受损的脂肪细胞；90 天后炎症反应逐步消退。因此，冷冻溶脂常以90 天为一个治疗循环。

2010 年，首个冷冻溶脂仪酷塑（CoolSculpting）被 FDA 批准用于人体腰部局部脂肪堆积治疗，后逐步被批准用于更多部位，如腹部、大腿、颏下和手臂等，治疗不良反应少，整体满意度较高。2015 年，一项研究对 42 名患者双侧大腿内侧进行冷冻溶脂治疗，治疗后 4 个月超声数据显示脂肪层平均减 2.8 mm，大腿围平均减少0.9 cm，疗效满意率达 93%，91% 的患者愿意进行第 2 次治疗。2016 年，对 147 名患者共 418 个部位进行回顾性研究，发现治疗后平均围度减少 2.8 cm，89.4% 的患者围度减少超过 1 cm，75.4% 的患者表示满意或非常满意，80.6% 的患者希望进行第 2次治疗。2018 年，Rivers 等对 15 例女性患者双侧上臂进行冷冻溶脂治疗，治疗后 3个月超声数据显示脂肪层平均减少 2.5 mm，87% 的患者对疗效满意。上述研究中均未出现严重不良反应，多为一过性治疗区红斑、疼痛等，均能自行恢复。上海第九人民医院整复外科回顾性分析了 40 例接受冷冻溶脂治疗的患者资料，治疗前后的照片比较及软尺测量结果均显示患者治疗后 3 个月上腹部、中腹部、下腹部、腰部、大腿和上臂治疗区域数值均显著减少（$P<0.05$）。不良反应多数轻微，大部分症状和体征在治疗后两周趋于缓解。患者总体满意率为 77.5%。总之，冷冻溶脂技术治疗亚洲人群皮下局部脂肪堆积临床疗效确定，不良反应轻，安全性高，值得临床推广应用。

▶ 常见问题快问快答

问：冷冻溶脂可以减少的是哪个部位的脂肪，一次可以减少多少？

答：冷冻溶脂可以减少的是皮下脂肪，一次可以减少探头吸入量的约 20%（有个体差异）。

问：冷冻溶脂是从什么时候开始应用于临床治疗的，国内获批的适应证部位是哪里？

答：冷冻溶脂于 2009 年开始应用于临床治疗，国内获批的适应证部位是腹部和腰部。

问：冷冻溶脂做完后，会立即看到效果吗？

答：不会。冷冻溶脂做完后，大约 1 个月开始有效果，2～3 个月效果最明显。

问：冷冻溶脂通过了国家食品药品监督管理总局（CFDA）的官方批准吗？

答：冷冻溶脂是目前唯一通过美国 FDA、欧盟 CE 认证和我国 CFDA 三重审批的非侵入式减脂技术。

问：冷冻溶脂治疗的温度是多少度？会对治疗部位造成影响吗？

答：冷冻溶脂的探头会像拔罐一样用负压吸力吸入脂肪细胞，并从中提取热量，降到 4° 低温后脂肪细胞开始结晶凋亡，这个温度不会影响治疗部位的皮肤组织、血管和神经。

问：冷冻溶脂治疗后是否会反弹？

答：不会。因为人成年后，脂肪细胞数量基本稳定，减少的脂肪细胞数量是不可逆的，所以精确打造的曲线会长期保留。

问：冷冻溶脂可以减轻体重吗？

答：不可以。因为冷冻溶脂治疗减少的是脂肪细胞的数量，但这些脂肪细胞的重量非常轻。因此，冷冻溶脂应被视作身体塑形的治疗，达到的是整体外观的改善。

问：冷冻溶脂治疗一个部位，大约需要多少个点位才能达到很好的效果？

答：一般 4 个点位起，具体情况医生会根据各人的实际情况给予专业解答。

问：经过冷冻溶脂治疗并结晶凋亡的细胞如何排出体外？

答：通常，身体会通过巨噬细胞炎症反应清除凋亡的脂肪细胞，这个过程大概需要 2～3 个月，这也正是冷冻溶脂需要 2～3 个月才能呈现出最佳效果的原因。

问：同一部位当天是否可以接受重复的冷冻溶脂治疗？

答：同一部位，需要间隔 1 个月才能做第二次治疗，叠加的效果会更好。

问：月经期是否可以做冷冻溶脂治疗？

答：可以。月经期不是禁忌期，但很多女性经期本身就会有不舒适的感觉，冷冻溶脂治疗一个点位需要一个小时，并且保持固定的姿势，可能会加重不适感。

问：冷冻溶脂治疗会引起宫寒吗？

答：不会。冷冻溶脂治疗的部位位于皮下脂肪层，无法到达内脏，所以不会引起宫寒。

问：哪些患者不可以做冷冻溶脂？

答：冷冻溶脂的禁忌证为冷球蛋白血症、冷凝集素病、阵发性寒冷性血红蛋白尿。

问：哺乳期是否可以做冷冻溶脂治疗？

答：不可以，因为平铺凝胶垫以及冷冻的过程可能会刺激回乳。

问：抽脂、打溶脂针后是否可以做冷冻溶脂治疗？

答：可以。只要有能吸入探头的脂肪量，就可以做冷冻溶脂治疗，但是要注意有手术创口部位需要间隔 1 年以上才可以进行冷冻溶脂治疗。

问：冷冻溶脂治疗后的部位会否会凹凸不平？

答：不会。治疗后的部位会有脂肪重排的过程，不会出现凹凸不平。

问：冷冻溶脂治疗的过程中会有哪些不良反应？

答：治疗过程中可能会有拉拽轻捏感、畏寒、刺痛、刺激、疼痛、抽筋等反应。但是当治疗部位失去知觉时，不舒适感会消退。

问：冷冻溶脂治疗结束后会有哪些不良反应？

答：术后会立即发红，变硬，治疗部位周边出现瞬时热烫和轻微擦伤，以及刺痛和刺激感。但这些症状都会自然消退。术后 1～2 周可能会出现发红、瘀伤和肿胀，以及压痛、腹部绞痛和疼痛，并且有瘙痒、皮肤敏感，刺痛和麻木等反应。麻木在治疗后可能会持续长达数周，但最终会自行消退。

问：冷冻溶脂治疗产生的不良反应如何应对？

答：可以采用冷敷、热敷、穿束身衣和做舒展运动等。如果影响睡眠建议睡前服用神经性止痛药物或安眠药。

问：冷冻溶脂治疗会产生冻伤吗？

答：不会，冷冻溶脂拥有 Freeze Detect 专利监测系统，能够主动监测患者体温调节冷却到目标温度，预防冻伤情况的发生。同时，独有的专利技术凝胶垫也会保护患者在治疗过程中不被冻伤。

（董继英　米　晶　陆文婷）

儿童增生性瘢痕的
激光治疗

　　冬天，大家都穿上厚厚的外套来御寒，与此同时，如果儿童因为烫伤、外伤发生意外时，常因没能及时脱去身上厚重的衣服并冷敷，导致烫伤加重，留下了永久性瘢痕。有些儿童恢复较好，瘢痕处于浅表位，而有些儿童因为部位或者遗传关系导致瘢痕又红又硬（医学上称为"增生性瘢痕"）。这类又红又硬的瘢痕，除了美观问题，有时候还伴有严重瘙痒，阻碍儿童活动，甚至影响其生长发育。那么如何避免瘢痕对儿童造成生理及心理的负面影响，下面就来谈谈增生性瘢痕该如何治疗。

▶ 什么是瘢痕增生

　　瘢痕指正常皮肤组织受到创伤后的形态和组织病理学改变。瘢痕根据组织形态学特征不同，分为两大类：普通的瘢痕及瘢痕疙瘩，而普通瘢痕又分成增生性瘢痕、萎缩性瘢痕、平整瘢痕等。

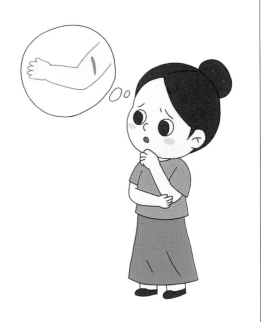

　　增生性瘢痕（hypertrophic scars，HS）是临床最为常见的瘢痕类型，多由手术、烧伤、外伤及感染等伤及皮肤真皮层，使真皮组织异常修复造成。增生性瘢痕发生在伤口范围内，其形成和发展分为增生期、

减退期、成熟期，这一过程最少半年，部分瘢痕会持续增生多年。在瘢痕增生期间，部分位于高张力部位或关节处的瘢痕，易引起关节功能障碍、体表器官畸形，瘢痕成熟后仍存在，需积极治疗。与成年人相比，儿童群体的瘢痕增生程度更为严重、增生时期长、发生率明显增高，生理与心理的影响更大，对患儿家长也造成巨大的困扰。

▶ 瘢痕治疗的手段有哪些

瘢痕的治疗方法有手术治疗和硅胶产品、压力疗法、类固醇等药物，以及放射及激光和光治疗等非手术治疗，并且各种治疗方法的疗效存在一定的差异。近十多年来，医学激光技术的进步促使了增生性瘢痕的治疗发生了显著变化。与其他非手术治疗相比，激光治疗更快速，疗效更明显；对于儿童而言，创面更小，又比手术治疗有更广的适应证、更低的并发症；对于家庭而言，费用的承受性更高，家长需要的停工期更少，加之激光的有效性，激光针获得了大多数家长的认可。

▶ 激光如何治疗瘢痕

美国的安德森教授于 2007 年提出剥脱性点阵激光技术后，CO_2 点阵激光（CO_2FL）在临床上获得广泛应用，已证实能诱导瘢痕修复，对儿童增生性瘢痕的血管分布、颜色、厚度、柔韧性、外观和挛缩所致的功能受限有不同程度的改善，同时疼痛、瘙痒及生活质量也有所改善。临床上采用激光治疗增生性瘢痕需要多次治疗，一般 3～5 次为一个治疗疗程，具体的治疗次数还需要通过激光之后，对病童的增生性瘢痕变化情况的观察，每次治疗时间间隔 2～3 个月。

▶ 打了激光还要不要再打瘢痕针

瘢痕内注射曲安奈德药物对增生性瘢痕有疗效。但由于瘢痕注射曲安奈德药物过程中，会出现比较明显的疼痛感，会让儿童对治疗产生抗拒和恐惧，并且注射点位根据增生性瘢痕面积而定，可能存在一点或多点位，易导致儿童无法配合完成注射的整个过程，治疗效果无法完全达到。瘢痕内药液的均匀分布不容易实现。此外，瘢痕内注射曲安奈德药物需要多次反复，并非一次注射完，因而整个过程一般需要 3～5 次，且容易无法持续。另外也有文献提出，在增生性瘢痕上局部涂抹曲安奈德注射液药物，虽然没有痛感，却作用深度是有限的，同样无法达到治疗疗效。因而，激光辅助药物导入（LAD）在 1987 年首次提出。近年来，超声波药物导入（IMPACT）迅速发展，二氧化碳点阵激光联合超声导入曲安奈德治疗增生性瘢痕相对无创无痛，能抑制瘢痕增生、促进瘢痕萎缩，并且无明显治疗的相关并发症，更加适合无法配合操作的儿童进行增生性瘢痕的治疗。

▶ 激光联合曲安奈德药物导入治疗后如何护理伤口

治疗后治疗区域皮肤有破损，并且治疗时激光能量会比较高，治疗结束后需要物理降温，此时可以采用冰袋或冷敷贴，一般冷敷时间为 30～60 分钟，能够很好地避免治疗后产生水疱。治疗即刻后创面可能会伴有黑色焦痂，一般在 1～3 天之后，创面有会红肿及渗出液，可以采用修复创面敷料，保护创面，一般早晚各一次，持续 7～10 天，创面无需覆盖纱布或创可贴，使用后直至结痂自然脱落。如出现渗出液较多的情况，可采用无菌纱布轻轻放置于创面上，待渗出液被完全吸收后取下。

护理的注意事项：需要注意的是治疗区域结痂期间要给儿童戴上保护手套，避免儿童因为治疗的皮损区域瘙痒而进行无意识的剥离结痂，那样可能会造成创面的感染或难以愈合。

在治疗期间，如果创面有出现小水疱，无需挑破创面，待水疱自行吸收即可；如出现交大或多个水疱的情况，可以来医院就诊处理，用无菌针筒抽取水泡内渗液，保留表面皮肤，创面会自行恢复。

结痂脱落后，局部可有短暂色素沉着。为防止或减少此种情况，可合理应用防晒祛斑产品。治疗区域的防晒选择，可以采用化学或物理防晒，涂抹儿童专用的防晒霜，防晒指数 SPF 不低于 35，防护 UVA 选择 PA 值不低于 +++，户外活动时需每 2 小时补抹防晒霜一次，确保能够有效抵御紫外线。也可以选择物理防晒，如小帽子、口罩、墨镜等。结痂完全脱落后，为避免瘢痕再次增生，需要配合使用弹力套加压，特别是四肢躯干部位，有较好的疗效；并且需要在穿戴一定时间后，根据瘢痕情况，调整或重新定制弹力套。

与此同时，增生性瘢痕激光治疗后，因为儿童皮肤的吸收能力增强，新陈代谢也会随之加快，有部分儿童可能出现皮肤干燥缺水的情况，可能会引起瘙痒等不适感，因此在激光治疗后，可以在对创面进行护理的同时，补充足够的水分，并可以用一些医用辅料或喷雾给予即刻补水，缓解儿童皮肤不适等情况。

最后，建议在儿童的瘢痕早期就行激光干预，一般手术拆线 2 周后即可进行激光治疗。

（王　梦　陆文婷）

痤疮瘢痕的光电治疗

 反复的痤疮炎症如没得到及时正确的治疗，容易形成痤疮瘢痕。

痤疮，也就是俗称的"痘痘"，是一种极为常见的毛皮脂腺慢性炎性疾病，好发于面部和胸背部等皮脂分泌较多的部位，根据严重程度不同，可表现为粉刺、丘疹、脓疱、结节和囊肿等。反复炎症反应的痤疮，如果不能得到及时、正确的干预，就容易形成痤疮瘢痕（痘疤）。面颊部的"凹坑"，下颌处、前胸后背上的红色"疙瘩"等，都是痤疮瘢痕的常见表现。

▶ 痤疮瘢痕就是"痘坑"吗

面部的"痘坑"是萎缩性痤疮瘢痕的主要表现，但它只是痤疮瘢痕分类中的一种。除了萎缩性痤疮瘢痕外，痤疮瘢痕还可以表现为增生性瘢痕和瘢痕疙瘩。

临床上，医生会根据你的皮肤组织被破坏的深度和大小的不同，将萎缩性痤疮瘢痕进一步分为：冰锥型、箱车型和滚轮型。其中冰锥型瘢痕最常见，占萎缩性瘢痕的60%～70%，呈深"V"形，直径小于2 mm，可深达真皮甚至皮下，边缘陡峭，形似

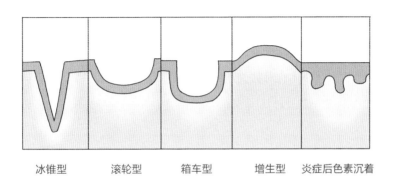

| 冰锥型 | 滚轮型 | 箱车型 | 增生型 | 炎症后色素沉着 |

冰锥凿痕，其形成与局灶性胶原破坏有关。箱车型瘢痕占萎缩性瘢痕的 20%～30%，呈 U 形，直径约 1.5～4 mm，深浅不一，基底较宽。滚轮型瘢痕占萎缩性瘢痕的 15%～25%，呈 W 形，直径最宽，可达 5 mm，深度较浅，外观高低起伏。

增生性瘢痕和瘢痕疙瘩主要分布于下颌及胸肩背部，表现为淡红色至暗红色不等的结节或斑块，质地较硬。

▶ 已经形成了痤疮瘢痕还能治吗

答案是肯定的，痤疮瘢痕可以通过适当治疗来改善，但一定要去医院找专业的医生进行治疗。

中国痤疮瘢痕治疗专家共识（2021）和国际痤疮瘢痕治疗专家共识（2022）都认为，光电治疗（剥脱性及非剥脱性点阵激光、血管激光、射频微针等）可以作为多种痤疮瘢痕类型的一线治疗方案，此外还有瘢痕局部注射、化学重建术（CROSS）、皮下分离、手术切除等治疗手段。

▶ 痤疮瘢痕是如何治疗的

痤疮瘢痕的治疗主要是根据瘢痕的不同分类来"对症下药"，光电治疗是痤疮瘢痕治疗的一线选择。

（1）**冰锥型瘢痕**：此种瘢痕最为常见，开口小，深度较深，需使用剥脱性点阵激光，并可配合瘢痕深处的化学剥脱治疗。另外，也可使用环钻切除后缝合。

（2）**滚轮型瘢痕**：这类瘢痕在面颊部表现为模糊不清，凹凸不平的"M"样形态，主要是瘢痕部位的真皮与皮下组织异常纤维锚定而导致。治疗的重点除了采用激光的光热作用之外，也要注意对粘连组织的松解。例如，可以先用注射器针头、小针刀等进行瘢痕的皮下分离，破坏异常的组织粘连，再进行激光治疗，会起到更好的效果。

（3）**箱车型瘢痕**：此在皮肤上呈现"U"形外观，提示有较多的组织缺损。这种瘢痕的治疗要点在于采用激光进行"削峰填谷"，磨削瘢痕的边缘，促进真皮及皮下组织的再生。激光后联合透明质酸、PRP 填充或自体脂肪移植联合治疗，会获得令人满意的治疗效果。

（4）增生性的痤疮瘢痕和瘢痕疙瘩：在没有相关禁忌证的前提下，建议采用瘢痕内药物注射治疗，也可采用联合治疗方案，如配合光电治疗等。

▶ 治疗痤疮瘢痕有哪些光电设备

（1）剥脱性点阵激光主要包括 CO_2 激光和铒激光，在组织中形成微柱状汽化带及热凝固坏死带，促使表皮再生、胶原重塑。治疗参数可以根据瘢痕类型、所在部位进行个体化设定，主要用于治疗浅箱车型、滚轮型萎缩性痤疮瘢痕。

（2）非剥脱性激光主要包括脉冲染料激光、长脉宽 Nd：YAG 激光等，可减少微血管、促进胶原降解和重塑，从而改善瘢痕颜色和质地，可用于红斑性痤疮瘢痕。

（3）射频：在皮肤内将电能转化为热能，引起组织损伤，启动损伤修复机制，刺激胶原重塑。射频可作为激光的联合治疗选择，可用于伴有炎性痤疮皮损的萎缩性痤疮瘢痕患者。

（4）等离子体疗法（PLASMA）：等离子体疗法主要利用等离子体释放能量产生热作用和剥脱作用从而改善瘢痕，适用于浅表萎缩性瘢痕。

（5）强脉冲光（IPL）治疗，强脉冲光是 $400 \sim 1\,300$ nm 宽谱复合强光，作用于黑色素、血红蛋白及胶原等，尤其适合改善浅表萎缩性瘢痕伴色沉、早期红斑性瘢痕。

（6）联合治疗：光电治疗通常与其他治疗方法（如化学剥脱、皮肤磨削术、环钻术、皮下分离术、填充疗法等）结合使用，以达到更好的效果。多种方法的结合可以全面改善皮肤状况，减少痤疮瘢痕的外观，提高治疗效果。

▶ 治疗"痘坑"选剥脱性还是非剥脱性点阵激光

据相关临床研究文献报道，剥脱性点阵激光的治疗对于痤疮瘢痕的改善效果更快，但停工时间长于非剥脱性点阵激光，剥脱性点阵激光结痂脱落通常需要 $7 \sim 10$

天（取决于治疗强度、个体差异等因素）。

通常，剥脱性点阵激光对于较深的痘疤治疗更有效，而非剥脱性点阵激光主要用于比较浅的痘疤。另外，两种点阵激光也可以结合起来，交替治疗。

▶ 皮肤黑，选哪种光电治疗合适

一般来说，皮肤比较黑的人在接受剥脱性点阵激光治疗时，更容易出现色素沉着。因此可酌情选择非剥脱性点阵激光进行治疗。在治疗红斑性痤疮瘢痕时，595 nm脉冲染料激光通常推荐浅肤色患者选择，Nd：YAG 激光对深肤色患者更好。

▶ 痤疮瘢痕能预防吗

痤疮瘢痕可以预防。研究显示，痤疮的炎症程度和持续时间是最终形成的痤疮瘢痕的关键因素。因此，尽早治疗痤疮，控制皮脂过度分泌，减少炎症反应是减轻痤疮瘢痕发生的有效手段。

目前，痤疮瘢痕的治疗仍然是美容医学的一大挑战，建议大家一定要选择正规的医院、专业的医生进行咨询和治疗。

（严　敏）

点阵激光的换肤之道

　　永葆青春，返老还童是人们梦寐以求的目标。自从 1983 年医学专家提出选择性光热作用（selective photo-thermolysis，SP）理论，激光的靶向作用已广泛应用于年轻化治疗。期间，剥脱性激光和非剥脱性激光取得了一定的临床疗效，但剥脱性激光治疗时发生瘢痕、色素改变等不良作用的风险较高，而非剥脱性激光虽然降低了发生不良反应的风险，却同时也降低了疗效。为了克服以上两种激光治疗的不足，2003 年又首次提出了局灶性光热作用（fractional photo-thermolysis，FP）理论，依此而设计的点阵激光随之应运而生，短短几年间，在年轻化治疗中显示了独特的治疗优势。

▶ 点阵激光的年轻化治疗原理

　　通常情况下，皮肤损伤后是否产生瘢痕主要取决于损伤深度。当损伤深度达真皮中层或更深的部位时，创面的组织缺损就有瘢痕组织代替。但在日常生活经验中发现，当皮肤损伤面积很小时（比如使用细小针头进行皮肤穿刺时），皮肤并不会形成瘢痕，微小组织损伤没有被瘢痕组织代替，而是正常组织填补了损伤区域。因此，只要皮肤组织损伤面积较小，周围存在足够多的可再生组织，愈合就可避免瘢痕形成，而且这种对皮肤较深的创伤仍能有效地激发皮肤的修复机制。点阵激光正是从这一常见现象中创造出的一种全新的治疗方法，既保证了足够的组织刺激，又可快速修复而不遗留瘢痕。

　　此外，它将传统激光的高能量光束分散成排列规则的微小的点状光束，这些微小激光束作用到皮肤上后，在皮肤上造成了许多均匀排列的点状微小损伤区，称之为微小治疗区，点与点之间留有正常皮肤组织，而不像传统激光造成皮肤大面积片状损

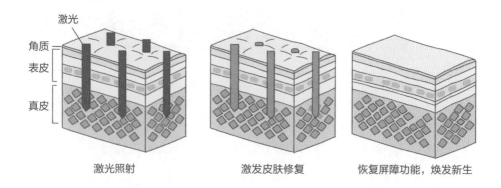

角质
表皮
真皮
激光

激光照射　　　　　激发皮肤修复　　　　　恢复屏障功能，焕发新生

伤。这些未损伤组织的角质细胞可以快速爬行至微小损伤区，从而使微小创面的愈合更快。

▶ 点阵激光的分类

自从 2003 年美国 FDA 批准的第一台非剥脱性点阵激光 Fraxe 点阵激光器以来，随着这一技术的逐步推广，出现了一系列的点阵激光治疗仪。我们依据点阵激光是否会对皮肤产生剥脱作用，将点阵激光分为非剥脱性点阵激光和剥脱性点阵激光两大类。目前市场上非剥脱性点阵激光还有美国 Cynosure 公司的 Affirm 立体点阵激光（激光光源含有 1 320 nm 和 1 440 nm 两种波长）、美国 Palomar 公司的 Lux1540 点阵激光（激光光源为 1 540 nm Er：YAG）等。剥脱性点阵激光主要是美国科医人公司的两种 CO_2 点阵激光（即 Active Fx 和 Deep Fx）、美国 Sciton 公司的 Profile 点阵激光（激光光源为 2 940 nm Er：YAG）、以色列飞顿公司的 Pixel 像束激光（激光光源为 2 940 nm Er：YAG）、美国 Palomar 公司的 Lux2940 点阵激光（激光光源为 2 940 nm Er：YAG）、德国的 Fotona 欧洲之星点阵激光（激光光源为 2 940 nm Er：YAG）等。

点阵激光的皮肤愈合过程不同于传统激光，其非剥脱性点阵激光治疗后，表皮的完整性存在，完整保留了皮肤的屏障功能，仅为皮肤的红斑水肿，无出血和渗出，一天后出现表皮点状坏死碎屑，由于其中含有黑色素成分，可以表现为古铜色样外观。微小碎屑的形成可能导致黑色素从表皮清除。3 天后，患者开始出现脱屑现象。5～7

天表皮点状坏死碎屑完全脱落，此时皮肤已基本恢复到正常外观。以上这一皮肤愈合过程是在非剥脱性点阵激光治疗能量较高时出现，如降低治疗能量，治疗后红斑1～3天即可消退，无皮肤结痂现象。

剥脱性点阵激光治疗后，剥脱性微小损伤区的中心深达真皮，周围形成环形组织凝固带，可以很好地凝固止血，大量胶原的微小收缩，形成即时的肉眼可见的皮肤收缩和长期的持续的皮肤收紧，并在治疗即刻，皮肤会覆盖薄层焦痂，偶见少量出血和渗出。治疗后2天，微小激光损伤区完全被内陷的表皮细胞取代，此时表皮又恢复完整性，可以很好地防水，并可以洗脸。治疗后5天开始出现皮肤脱屑；治疗后7天，皮肤微小碎屑基本脱落，此时皮肤恢复正常屏障功能，可以进行正常的皮肤护理。

上述不管是剥脱性还是非剥脱性点阵激光，在照射皮肤24小时后，微小治疗区的表面已被正常的表皮细胞所覆盖，此时创面已无需防水；治疗后7天微治疗区表面薄痂已基本脱落，皮肤恢复正常肤色或轻度红斑，此时已不影响正常生活。

▶ 点阵激光的应用

不同于传统激光那样对皮肤进行大面积的治疗，点阵激光是通过微小的光束的阵列样作用刺激皮肤，同样可通过表皮剥脱修复的过程，去除浅表的皮肤光老化病变，改善肤色，去除色斑，同时，通过热损伤刺激作用启动机体自然愈合机制，促进新胶原蛋白再生，使肌肤皱纹、质地和肤色逐步得到显著改善。而且由于胶原纤维的合成需要一定的时间，因而治疗后效果在2～4周后逐渐显现，可持续到治疗后3个月，治疗区域的皮肤逐渐变得光洁、紧致、有弹性，毛孔缩小，色斑消失或减淡，浅表瘢痕改善，皱纹变浅。

由于点阵激光治疗的安全性大大提高，已在亚洲人群中广为使用，且应用范围逐步拓展，目前主要临床适应证为：光老化所致的皮肤色素改变；皮肤皱纹、松弛和毛孔粗大；各种原因引起的凹陷行瘢痕，尤其对于痤疮凹陷性瘢痕有着确切的临床疗效；另还有皮肤膨胀纹或妊娠纹，并对面部黄褐斑也有一定的改善。

点阵激光治疗后短期不良反应包括：皮肤点状结痂呈古铜色改变，水肿，皮肤干燥、继发感染少见，罕见的表面麻醉剂的毒性反应。长期的不良反应包括：炎症后色素沉着（PIH），术后防晒是预防的关键；罕见增生性瘢痕形成，治疗时应避免光斑重叠，对于上唇等好发部位应适当降低能量。

总之，点阵激光的临床适应证和疗效是传统剥脱性和非剥脱性激光无法媲美的，而且点阵激光也从原先的非剥脱性光源逐步发展到剥脱性光源。希望能够将传统剥脱性激光和非剥脱性点阵激光融为一体，提升临床疗效，在年轻化治疗中发挥更大的优势。

（马　刚）

摆脱"毛手毛脚"
——激光脱毛安全吗

多余的毛发一直是困扰人们的一个常见问题。那么，关于激光脱毛这种永久性的脱毛治疗，我们需要知道哪些内容？

▶ 什么是激光脱毛

激光脱毛是从 20 世纪开始的一种具有永久性脱毛效果的脱毛手段。激光脱毛作为激光美容科常见的治疗项目之一，从激光脱毛到光子脱毛，为很多爱美者摆脱毛发过多的困扰提供了有效的治疗方法。通常，要先由医生来判定是否适合激光脱毛治疗，部分人群如瘢痕体质、有恶性肿瘤的个体不能做。一般治疗分为 5～6 次（有些部位甚至需要更多次数），因个体的毛发生长状况会有 4～6 周的一个间隔期。每次治疗的时间因部位不同而长短略有差异，唇部一般为 3～5 分钟，腋下为 5～10 分钟，上臂和腿部一般为 15～20 分钟。

激光脱毛安全快捷，恢复期短，护理方便。治疗过后，可能会有局部的红斑或者小风团，一般 2～3 个小时会消退。当天即可正常清洗皮肤。整个治疗期内，个体要避免阳光暴晒，普通的上下班工作是没有问题的！

▶ 激光脱毛，真的是永久脱毛吗

从目前掌握的技术来看，激光脱毛是所有脱毛术里最持久的一种。毛发生长有一个循环周期，即生长期、退行期和休止期，这三个阶段周而复始，而只有生长期和部分退行期的毛发才暴露在皮肤的表面，才具有黑色素分布和热动力学特点。激光脱毛

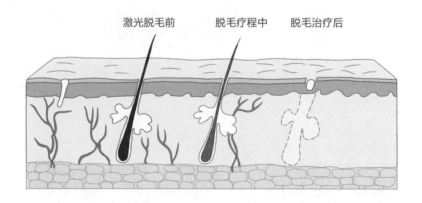

激光脱毛前　　　脱毛疗程中　　　脱毛治疗后

主要是针对这一时期的毛发，因此，部分处于休止期的毛发在一两次激光照射后是无法脱干净的。这也是激光脱毛治疗要分5～6次、治疗间隔4～6周的原因。对于部分毛发特别浓密旺盛的人群，在激光脱毛治疗后一段时间，会有新的毛发再生，这可能和女性本身的身体状况有关，如有些女性有多囊卵巢综合征、雄激素偏高等，但此时的毛发与之前相比，已经柔软、细小了很多，对于这部分人群，如果本人对效果不是很满意，医生会给予其相应的后期处理。

► 所有人都能使用激光脱毛吗

由于激光脱毛是通过皮肤毛囊里的黑色素来起作用的，因此对皮肤有一定的要求，具体来说，下面这些人群是不适合做激光脱毛的：

（1）女性红斑狼疮；

（2）有过敏性皮炎或者光过敏；

（3）有恶性肿瘤；

（4）孕妇（哺乳期女性可以做）；

（5）严重的瘢痕体质。

► 激光脱毛安全吗

激光脱毛对人体没有任何伤害，因为激光脱毛技术所使用的波长是选择性波长，现在大家多采用的是 755 和 810 nm 左右的波长，这个波长的光波是一种非电离辐射，不会对人体产生辐射致癌等伤害。人体的皮肤是一个相对透光的结构，在激光照射下，皮肤类似于一张透明的玻璃纸，毛囊中因为具有很多黑色素，所以能吸收大量的激光能量并最终转换成热能，使毛囊温度升高，达到破坏毛囊功能的目的。在这个过程中，由于皮肤相对不吸收激光能量，或者吸收很少量的激光能量，所以皮肤本身是不会有任何损伤的。并且，皮肤排泄的出口和毛囊虽然相邻，但不是一个地方，激光脱毛影响到皮肤无法排泄的案例，目前还没有出现过。因此，激光脱毛治疗是安全的！

（韩　玥　吴翔磊　马　刚）

射频除皱的全新运用

射频（radiofrequency，RF）是电磁波谱中的一个非常重要的部分，其频率范围很宽范围在数百千赫到数百兆赫。在日常生活的各个领域被广泛应用。随着皮肤年轻化治疗的快速发展，面对患者治疗后恢复很快甚至无须休假的要求，射频作为一种新的非激光除皱治疗技术显示了其临床优势。

▶ 射频治疗的原理

与激光的选择性光热作用原理不同，射频治疗是应用大功率的短波或微波作用于人体，人体组织是一个导电体，当射频电流经人体通过组织时，组织对射频电波的阻力使组织内的水分子瞬间产生快速振荡，从而在电极之间产生一种沿电力线方向的急剧来回移动或振动。因各种离子的大小、质量、电荷和移动速度均不尽相同，在振动过程中互相摩擦或与周围的介质摩擦，产生热能作用于靶组织，从而达到治疗目的。

射频相关的热的生成源于组织对于射频场中运动电子的自然反应，一但射频能量达到皮肤，就可以发生双重作用。首先是原发性胶原收缩，发生于治疗即刻；其次是射频产生的可逆性损伤启动皮肤的修复机制，引起新的胶原纤维合成，并导致胶原重塑，这一过程持续时间较长，可发生于射频治疗后的几个月内。

射频的作用具有两个特点：① 射频的作用与皮肤色素关系不大，可以说其作用方式是"色盲"的，这是因为射频产生的热效应主要取决于皮肤阻抗，这一特点使射频在治疗深肤色人群时具有相当的优势。② 射频穿透深，可加热至真皮深层乃至皮下脂肪，不但促进胶原纤维的合成，还可使真皮与皮下组织中的纤维膈膜收缩，因而能有效治疗皮肤松弛。

▶ 射频治疗的宜与忌

由于个体差异，不同的人有不同大小的电阻，根据欧姆定律，在一定的电压下，通过人体的电流因人体电阻的不同而不同。而人体电阻的大小主要受以下几种因素影响。① 皮肤的条件：角质层厚薄、干湿度及粗糙程度；② 电流的频率：在接触相同电流的条件下，电流频率高对人体的总阻抗小，电流频率低对人体的总阻抗大；③ 接触条件：接触松紧度、接触面的大小、接触面的清洁度及耦合剂的存在；④ 治疗部位的不同：人体内各种组织的导电能力主要取决于它们的含水量和相对密度，例如肌肉、脑的含水量较大，阻抗就小，而肌腱和腱鞘，骨的含水量较小，则呈现的阻抗就大，肌腱和腱鞘是不良导体，脂肪和骨骼是最差的；⑤ 其他因素：皮肤有无破损等。

射频按照电极的数量主要分为两种：单极射频和双极射频。射频除皱的适应证：① 面颈部皱纹及皮肤松弛，包括鱼尾纹、前额纹、眉间纹、上下睑皮肤松弛、鼻根横纹、颧部皮肤松弛皱纹、口角两侧皮肤下垂样囊袋、口周垂直纹、颏部皱纹、耳郭前下皱纹、下颌颈部松垂、颈部横纹等；② 减肥瘦身及橘皮样组织改善，包括臀部、大腿橘皮样皮肤、手臂、腹部减肥及全身各处的皮肤松弛及皱纹；③ 腹部膨胀纹（包括妊娠纹）等。射频除皱可适用于各类肤色的人群，但 60 岁以上的求美者因其皮肤含水量的减少，对射频的作用较弱。

禁忌证：① 皮肤痛病史或疑有皮肤癌变倾向的患者；② 孕妇；③ 治疗区域有破溃或感染的区域；④ 装有心脏起搏器或除颤器的患者；⑤ 治疗区域有金属置入的患者。

▶ 射频治疗过程中的注意事项

射频除皱治疗前需清洁面部，将戒指、手表及金属配件摘除。根据治疗的部位松弛度、皱纹方向、肌肉走向等具体情况用绘图笔标记治疗规划图。由于患者个体差异较大，临床上具体使用的参数应根据患者的年龄、皮肤情况、治疗位置以及治疗时的反应而定。一般来说，男性患者比女性患者的治疗能量高，皮肤皱纹深的患者（部位）较皮肤皱纹浅的患者（部位）能量高，额头、眼周、鼻唇区皮肤皮下组织少，可适当减少能量。

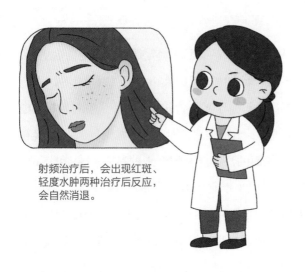

射频治疗后，会出现红斑、
轻度水肿两种治疗后反应，
会自然消退。

射频治疗时，由于热量可通过组织向深部传导，因此会出现不同程度的疼痛，尤其在较高能量治疗时，疼痛可能会较为剧烈。对于表面麻醉剂的使用，有学者认为其作用深度不足，效果不佳，并容易在皮肤不敏感的状况下，出现治疗过度，甚至有灼伤皮肤的可能。

射频治疗后，几乎所有的接受治疗者都会出现红斑，但会在 2～12 小时内自行消退，平均 2.3 小时。能量超过 100 J/cm^2 时，红斑消退时间可延长至 24～72 小时，但不会遗留永久性改变。治疗后出现轻度水肿，一般在 24 小时内消退。

▶ 射频除皱的安全性

射频除皱的安全性方面。动物实验和临床研究结果表明未对眼球、眶隔、眶脂、上睑提肌和眼轮匝肌等造成任何损伤，这进一步证实了射频用于眼睑除皱的安全性。在注射除皱后使用射频的安全性方面，实验证实射频对 5 种充填剂（人胶原、透明质酸、羟基磷灰石、聚乳酸和液体硅酮）的性质没有影响。射频不影响肉毒毒素的作用，也不增加自身风险。因此注射除皱后使用射频治疗，安全性可以得到保障。

射频技术用于改善皮肤皱纹是美容的一种全新理念，与其他除皱方法相比，它具有安全性高、不良反应小、患者耐受性好的优点。目前射频技术在国内外已有多年的临床应用，并取得显著疗效。

（马　刚）

"红脸蛋"——面部毛细血管扩张的激光修复

俗话说"面色红润有光泽"，红润的脸色往往可以反映出一个人良好的精神面貌。但是，许多求美者脸上有弥漫性、持续的面部潮红，对冷、热、日光敏感，或者脸上有很明显的红血丝，极大地影响了美观。这种面部潮红或明显的红血丝在医学上被称为"面部毛细血管扩张"，是一种较为常见的皮肤浅表血管性疾病。

面部毛细血管扩张一般多见于中、青年女性的面颊及鼻翼周围，根据外形可分为线型、树枝型、蜘蛛型和丘疹型。其形成原因可分为先天性和后天性，而常见的红血丝多由后天性因素所致，可见于高原、寒冷、紫外线强的地区，也可因皮肤化妆品反复过敏或长期外用激素类药物等引起。

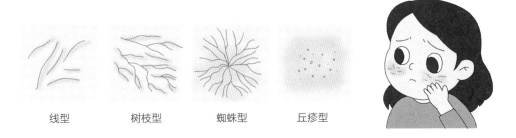

线型　　　　树枝型　　　　蜘蛛型　　　　丘疹型

▶ 常用的祛红激光

激光治疗作为一种微创的治疗手段，通过选择性光热作用，可以有效改善面部潮红，去除红血丝，治疗效果显著且恢复期较短。那么，常用的祛红激光包括哪些呢？

（1）**脉冲染料激光**：是浅表血管性疾病的首选激光治疗。现代的脉冲染料激光通过发射 595 nm 或 585 nm 染料激光，使毛细血管中的氧合血红蛋白吸收大量的热量，进而产生破坏作用，将异常扩张的毛细血管"关闭"，从而改善面部潮红及红血丝。

（2）**强脉冲光**：也就是我们常说的"光子嫩肤"。它的本质是一种非相干的普通光，覆盖了包括氧化血红蛋白在内的多个吸收峰，可以将血红蛋白、黑色素等作为靶目标，具有改善面部红血丝、使皮肤年轻化等作用。

（3）**1 064 nm Nd：YAG 激光**：它与脉冲染料激光相比，具有更深的穿透性，黑色素对其吸收较少，因此更适合治疗较粗的、淡蓝色的毛细血管扩张及浅静脉扩张。

（4）**532 nm 激光**：是一种倍频的 Nd：YAG 激光。它发出的绿色光可被红色的血红蛋白吸收，使血管加热凝固坏死，也可以达到封闭异常血管的目的。

面部毛细血管扩张的治疗手段多样，然而每个人的皮肤条件不同，因此激光治疗次数和治疗效果存在很大的个体差异。选择合适的治疗方案，才能告别"红脸蛋"。

（于 倩 李 伟）